Nährwert Tabellen

Alles Wissenswerte über unsere Lebensmittel

Vitamine, Mineralstoffe, Spurenelemente,
Kalorien, Purine, Kohlenhydrate, Eiweiße und
Fette auf einen Blick
Bedarfstabellen für alle Altersklassen
Praktische Küchen- und Gesundheitstips

W0051726

Südwest *kompakt*

Inhalt

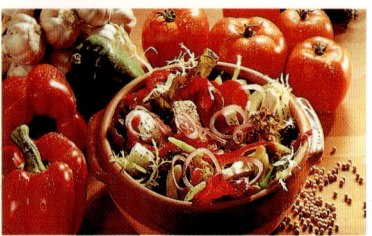

Frische Rohkost-salate: die Quelle gesunder Ernährung.

Allgemeines zu den Vitaminen   4

Vitamin A (Retinol) 10
Vitamin D (Cholekalziferol) 12
Vitamin E (Tokopherol) 14
Vitamin K (Phyllochinon) 16
Vitamin B1 (Thiamin) 18
Vitamin B2 (Riboflavin) 20
Vitamin B3 (Niazin) 22
Vitamin B5 (Pantothensäure). 24
Vitamin B6 (Pyridoxin). 26
Vitamin B7 (Biotin) 28
Vitamin B9 (Folsäure) 30
Vitamin B12 (Kobalamin) 32
Vitamin C (Askorbinsäure). 34

Übersichtstabelle zu den Vitaminen . . . 36

Mineralstoffe, Spurenelemente   48

Kalium. 50
Kalzium. 52
Magnesium 54
Phosphor. 56

Natrium 58
Chlor 59
Schwefel 60
Chrom 61
Eisen 62
Zink 64
Kupfer 66
Mangan 68
Fluor 70
Jod 72
Selen 74
Nickel 76
Silizium 77
Kilokalorien und Kilojoule 78

**Übersichtstabelle zu den Mineral-
stoffen und Spurenelementen** **80**

Nährstoffe   **92**

Kohlenhydrate 92
Ballaststoffe 94
Fette 96
Cholesterin 98
Eiweiß 100
Purine 102

**Übersichtstabelle zu den Nährstoffen
(Broteinheiten, Eiweiß, Fette, mehrfach
ungesättigte Fettsäuren, Cholesterin,
Kohlenhydrate, Ballaststoffe, Purinen)**   **104**

Über dieses Buch 116
Register 117

Allgemeines zu den Vitaminen

Man sieht sie nicht und schmeckt sie nicht – trotzdem können wir nicht auf sie verzichten. Denn sie sind es, die für einen reibungslosen Ablauf unseres Stoffwechsels sorgen und uns gesund und fit halten. Sie sind die unentbehrlichen Helfer für unseren Körper und die »Zündung für den menschlichen Ofen«, damit dieser überhaupt brennt. Jeder benötigt sie, die Vitamine und Mineralstoffe.

Die heilbringenden Wirkungen dieser lebensnotwendigen Stoffe sind mittlerweile durch zahlreiche Untersuchungen durch die Wissenschaft bestätigt worden. Vitamine und Mineralstoffe können zwar nicht alles, aber ein Leben ohne sie ist auch nicht möglich.

Vitamine bestehen aus organischen Verbindungen, die in Lebensmitteln vorkommen und vom Organismus für die Aufrechterhaltung von bestimmten lebenswichtigen Funktionen benötigt werden. Da sie nicht bzw. nicht in ausreichendem Umfang im Körper hergestellt werden können, müssen sie regelmäßig und in entsprechender Menge mit der Nahrung zugeführt werden. Bei manchen Vitaminen genügt es, wenn bestimmte Vorstufen, die sogenannten Provitamine, vorhanden sind. Jedes Vitamin erfüllt eine ganz bestimmte Aufgabe im Stoffwechsel des Körpers und kann nicht durch andere Nahrungsbestandteile ersetzt werden. Fehlt ein Vitamin, beeinträchtigt dies den ganzen Stoffwechsel.

Da Vitamine in nur ganz geringen Mengen zugeführt werden müssen, werden sie auch häufig als Mikronährstoffe bezeichnet.

Vitamine – ohne sie läuft gar nichts

Vitamine sind für viele Menschen der Inbegriff gesunder Ernährung. Insgesamt benötigen wir 13 Vitamine für Gesundheit, Fitness und Wohlbefinden.

Vitamine werden in zwei Gruppen eingeteilt, in fettlösliche und in wasserlösliche. Zu den fettlöslichen zählen die Vitamine A, D, E und K, die in den Körpergeweben gespeichert werden, während die wasserlöslichen Vitamine wie Vitamin C, B1, B2, B6, B12, Pantothensäure, Niazin, Folsäure und Biotin mit Ausnahme von Vitamin B12 nicht in größeren Mengen vom Organismus gespeichert werden und somit regelmäßig zugeführt werden müssen. Eine Unterversorgung an wasserlöslichen Vitaminen führt daher schneller zum Mangel als an fettlöslichen Vitaminen.

Schlagwort »Antioxidanzien«

Die Wirkung von Vitaminen und auch Mineralstoffen als Schutznährstoffe gegen Umweltgifte, Herz-Kreislauf-Erkrankungen und Krebs wird immer wieder heftig diskutiert.

Einige Vitamine und Mineralstoffe haben die Eigenschaft, schädliche Stoffe, die sogenannten freien Radikale, abzufangen, und verhindern somit, dass diese Schädlinge unsere Zellen angreifen und zerstören. Es handelt sich hierbei um bestimmte Formen des Sauerstoffs. Der vom Sauerstoff bewirkte Schadensvorgang wird auch als Oxidation (Vereinigung von Elementen oder Verbindungen mit Sauerstoff) bezeichnet. Beispiele solcher Prozesse sind das Rosten von Eisen oder das Braunwerden von geschnittenen Äpfeln. Am Körper kann man solche Prozesse in Form von Altersflecken oder durch die Entstehung von Falten als sichtbaren Ausdruck von oxidativ bedingten Zellveränderungen erkennen. Innerhalb unseres Körpers laufen zahlreiche Oxidationsvorgänge ab. Ein Überschuss an freien Radikalen, wie er z.B. durch Zigarettenrauchen, UV-Strahlung, verunreinigte Luft, Medikamente, bestimmte Nahrungsmittel oder Stress entstehen kann, schädigt unseren Organismus langfristig.

Durch Einschränkung dieser Gefahrenquellen kann man schon ei-

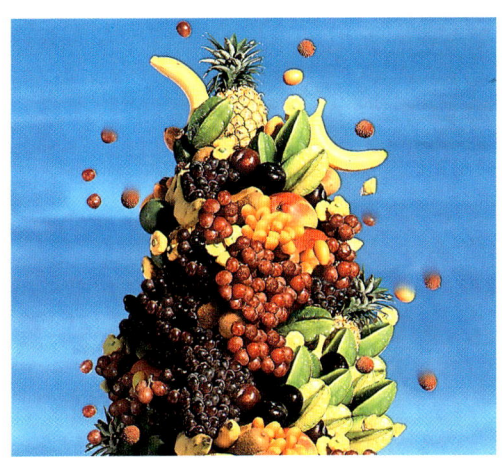

Erntefrisches Obst sollte möglichst bald nach dem Einkauf gegessen werden, denn dann ist es noch reich an wertvollen Inhaltsstoffen und Vitaminen.

nem Großteil an Radikalen entkommen. Dennoch reichen diese Vorsorgemaßnahmen oftmals nicht aus. So sollte man versuchen, sich zusätzlich auch von innen gegen schädliche Radikale zu wehren.

Zu den Antioxidanzien, welche die sogenannten Oxidationsvorgänge abwehren, zählen u.a. die Vitamine A, C, E und das Spurenelement Selen. Diese Wirkstoffe können unsere Zellen nachweislich vor dem Angriff freier Radikale schützen, was ihnen in den letzten Jahren einen immer größer werdenden Stellenwert einbrachte. Je nach Umwelt- und Ozonbelastung, Sonneneinstrahlung und Nikotinkonsum wird eine zusätzliche Einnahme an Antioxidanzien empfohlen.

Ursachen für Mangelerscheinungen

Leider kommt es in unserer Gesellschaft immer wieder zu einem Vitamin- und Mineralstoffmangel – trotz des hohen Nahrungsangebotes. Neben falscher, also einseitiger Ernährung, bedingt z.B. durch Fastfood oder Abneigungen gegen bestimmte Lebensmittel, können jedoch auch andere Ursachen für einen Vitamin- und Mineralstoffmangel stehen:

• Übermäßig strenge Diät oder unzureichende Ernährung
• Unausgewogene Ernährung infolge Unwissenheit über die richtige Zusammensetzung und Zubereitung der Nahrung, Modetrends oder Probleme im Kauapparat
• Nikotinkonsum

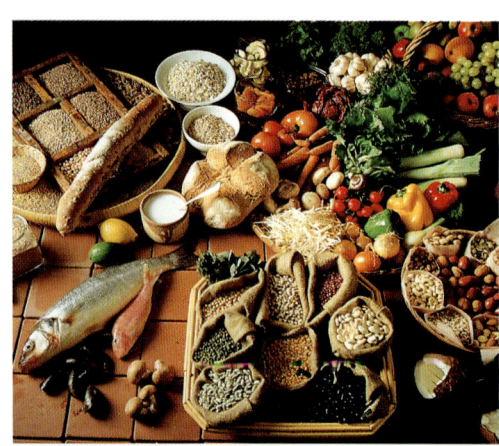

Getreide- und Vollkornprodukte sollten immer mit viel Flüssigkeit verzehrt werden, denn so können die enthaltenen Ballaststoffe ihre Wirkung voll entfalten.

• Ein erhöhter Vitaminbedarf bei Kindern in Wachstumsperioden, in der Schwangerschaft, Stillzeit und bei schweren Infektionen
• Die Einnahme der »Pille« oder andere Medikamente über einen längeren Zeitraum
• Eine unvollständige Verdauung, wie dies bei älteren Menschen, Alkoholikern und bei der langfristigen Verwendung gewisser Medikamente oft vorkommt sowie infolge bestimmter Erkrankungen

Wenn Sie sich mit einer gesunden, vollwertigen Mischkost ernähren und auf eine schonende Vor- und Zubereitung von Lebensmitteln achten, brauchen Sie jedoch keine Angst zu haben, ernährungsbedingte Mangelerscheinungen zu bekommen. Sie benötigen auch keine zusätzlichen Präparate. Anzumerken ist nur, dass eine rein vegane Ernährung kritisch ist, da sie die Aufnahme des Vitamin B12 nicht abdeckt; B12 ist fast ausschließlich in tierischen Lebensmitteln vorhanden.
Doch auch ein Zuviel des Guten bringt Nachteile: Eine übermäßige Versorgung – in erster Linie von fettlöslichen Vitaminen – kann zu Überdosierungen führen, die gesundheitsschädliche Nebenwirkungen hervorrufen können. Im Tabellenteil werden diese ausführlich erklärt.

Sind Vitaminpräparate notwendig?

Für nahezu jeden Personenkreis werden derzeit werbewirksam Nahrungsergänzungspräparate angepriesen. Werbebotschaften wie »zur Leistungssteigerung«, »steigert die Abwehrkräfte« oder »verlangsamt den Alterungsprozess« sind nur ein paar Beispiele, wie Pharmafirmen ihren Absatz an diesen Produkten steigern wollen. Sicher ist, dass die meisten Menschen keine zusätzlichen Präparate benötigen und ihren Bedarf ohne Probleme durch die tägliche Ernährung decken können. Eine vielseitige und gleichzeitig ausgewogene Ernährung macht normalerweise eine zusätzliche Vitamin- und Mineralstoffzufuhr in Form von Tabletten überflüssig. Dennoch gibt es eine Reihe an Indikationen, die eine Nahrungsergänzung durch Präparate notwendig macht. Beispielsweise ist der Bedarf an Vitaminen und Mineralstoffen in der Schwangerschaft und Stillzeit erhöht, so dass zur Unterstützung des mütterlichen Organismus und zur ausreichenden Entwicklung des Fötus die Gabe von Vitamin- und Mineralstofftabletten meist empfohlen wird. Die Einnahme von zusätzlichen Vitamin- oder Mineralstoffpräparaten sollte nur unter ärztlicher Kontrolle vorgenommen werden.

Ältere Menschen, sich im Wachstum befindende Kinder und Leistungssportler benötigen ebenfalls höhere Mengen an bestimmten Mikronährstoffen, die durch die tägliche Ernährung oftmals nicht abgedeckt werden können.

Bestimmte Krankheiten, starker Alkoholkonsum, Medikamente und Zigarettenrauchen erhöhen ebenfalls den Bedarf an Vitaminen und Mineralstoffen erheblich und erfordern damit meist eine zusätzliche Einnahme, die der Arzt dann individuell verordnen kann.

Viele benutzen diesen einfachen Weg, denn die Einnahme von Vitamin- und Mineralstoffergänzungen erspart das Nachdenken über die eigene Ernährung und verleitet, falsche Essgewohnheiten beizubehalten.

Dabei liefern uns frisch zubereitete und naturbelassene Lebensmittel nicht nur wertvolle Nährstoffe wie Fett, Eiweiß, Kohlenhydrate, Vitamine und Mineralstoffe. Sie enthalten zudem auch noch eine Vielzahl an bioaktiven Substanzen, deren positiven Wirkungen ein großer Stellenwert für unsere Gesundheit und unser Wohlbefinden zukommt. Vitamin- und Mineralstoffpräparate sind außerdem nicht gerade billig.

Wer dennoch nicht auf seine täglichen »Vitaminpillen« und angereicherten »Sportlerdrinks« verzichten möchte, sollte dies jedoch nicht ohne Absprache mit seinem Hausarzt tun: Eine Überdosierung kann unangenehme Folgen nach sich ziehen.

Zubereitungs- und Lagerverluste

Vitamine sind empfindliche Substanzen: Die meisten sind wasserlöslich und gehen auf diese Weise beim Waschen und Kochen von Lebensmitteln verloren. Einige Vitamine reagieren zudem empfindlich auf Licht, andere auf Sauerstoff oder Hitze.

Gerade die vitaminreichen Früchte wie Orangen, Zitronen, Ananas, Bananen und anderes exotisches Obst sollten nicht im Kühlschrank aufbewahrt werden, da sie hier eine Menge an ihren Vitaminen verlieren. Ein kühler Keller oder eine Vorratskammer eignet sich zur Aufbewahrung dieser Früchte wesentlich besser.

Anleitung zu den Tabellen

Dieses Tabellenwerk soll Ihnen als Anleitung und Hilfe dazu dienen, Mangelerscheinungen vorzubeugen und Überdosierungen zu vermeiden. Außerdem können Sie damit diejenigen Lebensmittel auswählen, die Sie persönlich gern zu sich nehmen, und somit Ihr ganz individuelles Vitamin- und Mineralstoffmenü zusammenstellen. Jede Tabelle enthält die 20 »besten«

Lebensmittel eines Nährstoffes in absteigender Rangfolge; d.h., an erster Stelle steht das Lebensmittel, das den höchsten Gehalt an dem jeweiligen Nährstoff aufweist.

Daneben erhalten Sie Angaben zu den Portionsgrößen, die normalerweise verzehrt werden. Wenn Sie mehr bzw. weniger eines bestimmten Lebensmittels essen, müssen Sie diese Werte auf Ihre verzehrte Menge umrechnen.

Die Kalorienangabe hilft Ihnen zusätzlich, die Lebensmittel auch noch nach der zugeführten Energiemenge, bezogen auf die einzelne Portion, für sich zu beurteilen.

In der Spalte »µg je Portion« steht der Gehalt des angegebenen Vitamins bzw. Mineralstoffes.

Die letzte Spalte zeigt, inwieweit dieses Lebensmittel mit der vorgegebenen Portion Ihren Tagesbedarf deckt.

Die Kalorienangaben sowie die Vitamin- und Mineralstoffgehalte stammen aus dem sogenannten Bundeslebensmittelschlüssel des Bundesinstitutes für gesundheitlichen Verbraucherschutz und Veterinärmedizin, einem Datenwerk, das aus über 30 nationalen und internationalen Nährwerttabellen sowie aus Analysen der Bundesforschungsanstalten zusammengetragen wurde. Die angegebenen Richtwerte zur Bedarfsdeckung in den verschiedenen Altersgruppen entstammen den Empfehlungen der Deutschen Gesellschaft für Ernährung (DGE) von 1994.

Zeichenerklärung

Erläuterung zu »Deckung des Bedarfs« = Deckung des täglichen Bedarfs durch das aufgeführte Lebensmittel, gemessen am Wert eines männlichen Erwachsenen in der Altersgruppe 25 bis 51 Jahre. Eine Ausnahme liegt bei Eisen vor: Hier wird der Bedarf an einer weiblichen Person in der Altersgruppe 25 bis 51 Jahre gemessen. Liegen Bereiche innerhalb zweier Werte zur Bedarfsdeckung vor, werden die unteren Werte zur Bedarfsdeckung herangezogen.

> 100 %	+++++
> 50 %	++++
> 30 %	+++
> 20 %	++
> 10 %	+

Was noch zu berücksichtigen ist

Die Vitamin- und Mineralstoffgehalte eines Lebensmittels beziehen sich – falls nicht anders angegeben – immer auf die Rohware. Zubereitungsverluste, z.B. durch Kochen, Braten, Dünsten, Backen, Grillen oder Würzen sind nicht mit eingerechnet.

Vitamin A (Retinol)

Wie wirkt dieses Vitamin?

Vitamin A ist an der Bildung des Sehpurpurs im Auge beteiligt und wird somit für den Sehvorgang, vor allem nachts, benötigt. Zudem bewahrt es alle Schleimhäute unseres Körpers vor dem Austrocknen und setzt somit die Entzündungswahrscheinlichkeit herab.

Es kann direkt über die Nahrung aufgenommen werden oder aus seiner Vorstufe, dem Beta-Karotin, hergestellt werden.

Wie äußert sich ein Mangel?

Je nach Unterversorgungsgrad treten Sehstörungen im Dunkeln (Nachtblindheit) bis hin zur Erblindung auf. Bei Kindern können Hörstörungen, reduzierte Geruchsempfindlichkeit und Wachstumsstörungen auftreten. Zudem können die Schleimhäute austrocknen, was deren Abwehrfunktion herabsetzt.

Ist ein Zuviel schädlich?

Ein Zuviel an Vitamin A kann sehr gefährlich werden, denn hohe Dosen können schwerwiegende Auswirkungen zur Folge haben: Neben Kopfschmerzen, Erbrechen, Durstgefühl und Haarausfall kann es während der Schwangerschaft zu Missbildungen des Embryos kommen. Eine Überdosierung an Beta-Karotinen hingegen färbt nur die Haut gelb.

Küchentips

Vitamin A ist empfindlich gegen Licht, Sauerstoff und Hitze. Bewahren Sie Vitamin-A-haltige Lebensmittel im Dunkeln auf. Vitamin A ist fettlöslich und benötigt Fett, um aufgenommen werden zu können. Dünsten Sie Gemüse in wenig Butter oder Margarine, oder verfeinern Sie es mit Sahne oder Salatöl.

Wer benötigt mehr?

Jeder, der häufig oder chronisch an Infekten leidet, viel am Bildschirm arbeitet oder nachts häufig Auto fährt. Schwangere und Stillende. Den Mehrbedarf am besten durch Beta-Karotin decken, da es auch in höheren Dosen unschädlich ist.

Der Gesundheitstip

Essen Sie viel Gemüse, trinken Sie gelegentlich ein Glas Karottensaft. So füllen Sie Ihre Vitamin-A-Depots leicht auf, ohne gesundheitliche Nachteile befürchten zu müssen.

Check

Sehen Sie nachts schlechter als tagsüber? Leiden Sie unter Hautproblemen? Sind Sie häufig krank? Vitamin-A-Mangel kann hierfür die Ursache sein!

Lebensmittel (verzehrbarer Anteil)	Portion in g	Kalorien je Portion	mg je Portion	Deckung des Bedarfs
Rinderleber	125	169	17,7	+++++
Entenleber	125	128	15,0	+++++
Hähnchenleber	125	183	13,8	+++++
Schweineleber	125	199	11,3	+++++
Kalbsleber	125	187	9,2	+++++
Karotten	200	56	3,7	+++++
Gänseleberpastete	30	82	1,8	+++++
Karottensaft	200	28	1,8	+++++
Grünkohl	200	60	1,7	+++++
Aal, frisch	150	169	1,5	+++++
Fenchel	200	48	1,2	+++++
Spinat	150	22	1,1	+++++
Mangold	150	36	0,9	++++
Kalbsleberwurst	30	135	0,7	++++
Paprikaschote, rot	200	57	0,7	++++
Thunfisch, frisch	150	183	0,7	++++
Aprikosen	200	99	0,6	++++
Brokkoli	200	52	0,6	++++
Mangos	125	89	0,5	++++
Tomaten	200	37	0,4	+++

Zufuhrempfehlungen für Vitamin A in Milligramm

Alter	Säuglinge	Kinder	Jugendliche/ Erwachsene	Schwangere ab 4. Monat	Stillende
0 bis unter 4 Monate	0,5				
4 bis unter 12 Monate	0,6				
1 bis unter 4 Jahre		0,6			
4 bis unter 7 Jahre		0,7			
7 bis unter 10 Jahre		0,8			
10 bis unter 13 Jahre		0,9			
13 bis unter 15 Jahre		1,1…1,0			
15 bis unter 19 Jahre			1,1…0,9		
19 bis unter 25 Jahre			1,0…0,8		
25 bis unter 51 Jahre			1,0…0,8		
51 bis unter 65 Jahre			1,0…0,8		
65 Jahre und älter			1,0…0,8		
				1,1	
					1,8

Vitamin D (Cholekalziferol)

Wie wirkt dieses Vitamin?

Vitamin D ist notwendig für den Kalzium- und Phosphorstoffwechsel (Knochen und Zähne) und schützt vor Osteoporose (Abbau der Knochensubstanz). Es bildet sich durch Sonneneinstrahlung in der Haut des Menschen selbst.

Wie äußert sich ein Mangel?

Dank der heutigen medizinischen Vorsorge sind Mängel eher selten. Die klassischen Krankheitsbilder wären: ungenügende Knochenverhärtung im Wachstum (Rachitis), Weichwerden des Knochens beim Erwachsenen (Osteomalazie) und unzureichende Zahnbildung.

Ist ein Zuviel schädlich?

Eine Überdosierung ist normalerweise nicht möglich. Vitamin-D-Präparate sollten nur auf Anweisung des Arztes eingenommen werden, da sich dieses fettlösliche Vitamin im Körper anreichern kann. Bei längerer Zufuhr mit mehr als 500 Milligramm pro Tag führt Vitamin D zu Erbrechen, Schwindel, Muskelschwäche und im Extremfall zu Verkalkungen der Nieren, der Leber oder der Blutgefäße, wodurch deren Funktionen stark eingeschränkt werden können.

Küchentips

Das Vitamin D mag weder Licht noch Sauerstoff. Dafür ist es relativ hitzestabil und gut lagerfähig. Es ist hauptsächlich in tierischen Produkten zu finden, die ohnehin im Kühlschrank aufbewahrt werden sollen.

Wer benötigt mehr?

Personen, vor allem ältere Menschen, die selten an die frische Luft kommen; Personen, die krampflösende Arzneimittel (z.B. Antikonvulsiva, Antiepileptika), Entzündungshemmer oder paraffinhaltige Abführmittel einnehmen. Vitamin D wird hoch dosiert als Medikament (bei Osteoporose) eingesetzt. Eine Einnahme sollte immer nur auf Anraten des Arztes mit genauen Dosierungsanleitungen eingenommen werden.

Der Gesundheitstip

Viel Bewegung an frischer Luft und ausgedehnte Spaziergänge bei sonnigem Wetter bringen den Vitamin-D-Stoffwechsel wieder richtig in Schwung und sorgen dafür, dass viel Kalzium in das Skelett aufgenommen wird.

Check

Haben Sie Probleme mit Ihren Zähnen oder Ihrem Bewegungsapparat? Möglicherweise leiden Sie unter Vitamin-D-Mangel!

Lebensmittel (verzehrbarer Anteil)	Portion in g	Kalorien je Portion	µg je Portion	Deckung des Bedarfs
Hering, frisch	150	182	47	+++++
Bückling, Konserve	125	300	38	+++++
Sprotte, frisch	150	339	30	+++++
Sardine, frisch	150	255	30	+++++
Regenbogenforelle	125	310	27	+++++
Lachs, frisch	150	332	25	+++++
Aal, frisch	150	169	20	+++++
Sprotte, geräuchert	50	163	13	+++++
Aal, geräuchert	50	204	11	+++++
Lachs, geräuchert	50	158	11	+++++
Matjeshering, Konserve	50	202	11	+++++
Austern, ohne Schale	125	76	10	+++++
Sardelle / Anchovis, frisch	50	57	10	+++++
Thunfisch, frisch	150	183	8	+++++
Forelle, frisch	150	176	8	+++++
Heilbutt, frisch	150	181	8	+++++
Barsch, frisch	150	152	6	+++++
Steinpilze	200	47	6	+++++
Avocados	100	212	5	+++++
Tintenfisch	150	135	5	+++++

Zufuhrempfehlungen für Vitamin D in Mikrogramm

Alter	Säuglinge	Kinder	Jugendliche/ Erwachsene	Schwangere ab 4. Monat	Stillende
0 bis unter 4 Monate	10				
4 bis unter 12 Monate	10				
1 bis unter 4 Jahre		5			
4 bis unter 7 Jahre		5			
7 bis unter 10 Jahre		5			
10 bis unter 13 Jahre		5			
13 bis unter 15 Jahre		5			
15 bis unter 19 Jahre			5		
19 bis unter 25 Jahre			5		
25 bis unter 51 Jahre			5		
51 bis unter 65 Jahre			5		
65 Jahre und älter			5		
				10	
					10

Vitamin E (Tokopherol)

Wie wirkt dieses Vitamin?

Vitamin E ist ein sogenanntes Antioxidans, es wird auch als Arterienschutzvitamin bezeichnet. Es schützt mehrfach ungesättigte Fettsäuren, die am Aufbau der Arterienwände beteiligt sind, und andere Vitamine vor einer Zerstörung durch Sauerstoff; krank machende Substanzen werden durch Vitamin E aufgefangen. Dieses Vitamin wird häufig als vorbeugendes Mittel gegen Krebs und Herzprobleme angewandt.

Wie äußert sich ein Mangel?

Vitamin E wird im Fettgewebe gespeichert. Wenn die Fettverdauung oder -aufnahme gestört ist, können sich Mangelerscheinungen bemerkbar machen: Muskelabbau, Störungen des Nervensystems, Hautschäden, Herzbeschwerden und eine Blutarmut. Bei Frühgeborenen kann es bei Mangel an Vitamin E zur Zerstörung der roten Blutkörperchen kommen.

Ist ein Zuviel schädlich?

Extrem hohe Vitamin-E-Dosen mit mehr als 300 Milligramm sind normalerweise nicht nötig. Sie sollten nur auf Anweisung des Arztes eingenommen werden.

Küchentips

Vitamin E mag keine Hitze und keinen Sauerstoff. Geringe Verluste entstehen durch schonendes Dünsten und Kochen. Bewahren Sie Öle mit mehrfach ungesättigten Fettsäuren am besten immer kühl und dunkel auf, um Vitaminverluste zu vermeiden.

Wer benötigt mehr?

Raucher, Personen, die einer starken Belastung durch Umweltgifte ausgesetzt sind, sowie Menschen, die an Herz-Kreislauf-Erkrankungen leiden, und jeder, der unter körperlichem oder seelischem Stress steht, sowie Personen, die Abführmittel einnehmen, sollten die Vitamin-E-Zufuhr durch geeignete Auswahl an Lebensmitteln steigern, da es das Immunsystem widerstandsfähiger macht.

Der Gesundheitstip

Bereiten Sie sich Ihren Salat am besten mit Ölen zu, die reich an mehrfach ungesättigten Fettsäuren sind. Ideal ist Weizenkeimöl, das mit nur einen Esslöffel bereits mehr als den Tagesbedarf deckt.

Check

Leiden Sie unter Herzbeschwerden? Stehen Sie häufig unter Stress? Sind Sie starker Raucher? Achten Sie auf eine ausreichende Vitamin-E-Zufuhr!

Lebensmittel (verzehrbarer Anteil)	Portion in g	Kalorien je Portion	mg je Portion	Deckung des Bedarfs
Weizenkeimöl, 1 EL	10	93	22	+++++
Fenchel	200	48	12	+++++
Schwarzwurzeln	200	129	12	+++++
Aal, frisch	150	169	8,4	++++
Haselnüsse	25	170	6,3	++++
Mandeln	25	154	6,3	++++
Paprikaschote, rot	200	57	5,8	+++
Sonnenblumenöl, 1 EL	10	93	5,6	+++
Pflanzenmargarine, 1 EL	15	114	5,3	+++
Wirsing	200	65	5	+++
Walnüsse	25	175	5	+++
Matjeshering, Konserve	50	202	4,8	+++
Thunfisch, Konserve in Öl	50	138	4,5	+++
Sardine, Konserve in Öl	50	150	4,4	+++
Spargel	200	37	4,2	+++
Garnelen	100	106	4	+++
Krabben	100	106	4	+++
Grünkohl	200	60	4	+++
Walnussöl, 1 EL	10	90	4	+++
Spinat	150	22	3,9	++

Zufuhrempfehlungen für Vitamin E in Milligramm

Alter	Säuglinge	Kinder	Jugendliche/ Erwachsene	Schwangere ab 4. Monat	Stillende
0 bis unter 4 Monate	3				
4 bis unter 12 Monate	4				
1 bis unter 4 Jahre		6			
4 bis unter 7 Jahre		8			
7 bis unter 10 Jahre		9			
10 bis unter 13 Jahre		10			
13 bis unter 15 Jahre		12			
15 bis unter 19 Jahre			12		
19 bis unter 25 Jahre			12		
25 bis unter 51 Jahre			12		
51 bis unter 65 Jahre			12		
65 Jahre und älter			12		
				14	
					17

Vitamin K (Phyllochinon)

Wie wirkt dieses Vitamin?

Vitamin K ist verantwortlich für die Blutgerinnung und verhindert somit, dass wir bei kleinen Verletzungen verbluten. Damit sich die Wunde nach einer Verletzung wieder schließt, sind eine Reihe an sogenannten Gerinnungsfaktoren nötig, die mit Hilfe von Vitamin K gebildet werden. Außerdem ist es an der Knochenbildung beteiligt. Vitamin K wird von Darmbakterien des gesunden Erwachsenen selbst produziert. Neugeborene benötigen dagegen in den ersten Lebenstagen eine Vitamin-K-Gabe, denn sie sind zum einen von Natur aus mit diesem Vitamin unterversorgt, zum anderen ist ihre Darmflora noch nicht aufgebaut. Babys erhalten kurz nach der Geburt eine Vitamin-K-Prophylaxe.

Wie äußert sich ein Mangel?

Mangelsymptome sind bisher nur bei Menschen festgestellt worden, die an einer gestörten Fettverdauung leiden, deren Darmflora nicht in Ordnung ist oder die gerinnungshemmende Medikamente einnehmen müssen. Bei Säuglingen ist sogar die Gefahr von Hirnblutungen gegeben.

Ist ein Zuviel schädlich?

Erscheinungen einer Überdosierung sind nicht bekannt, allerdings sollten Sie bei Einnahme von gerinnungshemmenden Medikamenten beachten, dass eine hohe Vitamin-K-Zufuhr (durch Tabletten oder Nahrung) die Wirkung dieser Medikamente herabsetzen kann. Zusätzliche Gaben an Vitamin K bei Neugeborenen darf nur der Arzt verordnen.

Küchentips

Vitamin K verträgt keine starke Hitze und kein Licht. Deshalb sollten Sie Vitamin-K-haltige Lebensmittel immer dunkel aufbewahren und schonend garen.

Wer benötigt mehr?

Personen, die unter Erkrankungen des Darms oder Fettresorptionsstörungen leiden, sollten eine Vitamin-K-reiche Kost bevorzugen.

Der Gesundheitstip

Kohl- und grüne Blattgemüse in allen Variationen sichern Ihre Vitamin-K-Versorgung, darum: Ran ans Gemüse! Auch Milch, Butter und Fleisch enthalten Vitamin K.

Check

Leiden Sie unter schlechter Wundheilung nach Verletzungen? Vitamin-K-Mangel kann hierfür die Ursache sein!

Lebensmittel (verzehrbarer Anteil)	Portion in g	Kalorien je Portion	µg je Portion	Deckung des Bedarfs
Sauerkraut, Konserve	200	26	1913	+++++
Rosenkohl	200	76	1140	+++++
Kohlrabi	200	52	1000	+++++
Hähnchenherz	100	173	900	+++++
Kalbsherz	125	163	875	+++++
Entenleber	125	128	737	+++++
Hähnchenleber	125	183	737	+++++
Spinat	150	22	600	+++++
Mangold	150	36	600	+++++
Blumenkohl	200	43	600	+++++
Grünkohl	200	60	500	+++++
Zwiebeln	150	47	465	+++++
Putenfleisch	150	179	450	+++++
Hähnchenbrust	150	169	450	+++++
Hähnchenfleisch	150	310	405	+++++
Chinakohl	150	17	375	+++++
Portulak	150	25	300	+++++
Brokkoli	200	52	260	+++++
Wirsing	200	65	200	+++++
Rotkohl	200	47	200	+++++
Weißkohl	200	48	120	+++++

Zufuhrempfehlungen für Vitamin K in Mikrogramm

Alter	Säuglinge	Kinder	Jugendliche/ Erwachsene	Schwangere ab 4. Monat	Stillende
0 bis unter 4 Monate	5				
4 bis unter 12 Monate	10				
1 bis unter 4 Jahre		15			
4 bis unter 7 Jahre		20			
7 bis unter 10 Jahre		30			
10 bis unter 13 Jahre		40			
13 bis unter 15 Jahre		50			
15 bis unter 19 Jahre			70…60		
19 bis unter 25 Jahre			70…60		
25 bis unter 51 Jahre			80…65		
51 bis unter 65 Jahre			80…65		
65 Jahre und älter			80…65		
				65	
					65

Vitamin B1 (Thiamin)

Wie wirkt dieses Vitamin?

Vitamin B1 ist wichtig für die Energiegewinnung aus Kohlenhydraten – das garantiert die Versorgung unserer Nerven sowie Herz- und Skelettmuskeln. Bekannt wurde die Notwendigkeit dieses Vitamins durch Beriberi, die klassische Vitamin-B1-Mangelkrankheit als Folge von Unterernährung. In Ländern im ostasiatischen Raum äußerte sich ein Vitamin-B1-Mangel in Form von Muskelschwäche und Lähmungen bis hin zu Nervenentzündungen, da der neu eingeführte geschälte und polierte Reis im Vergleich zum Vollkornreis kaum noch Vitamin B1 enthält.

Wie äußert sich ein Mangel?

Eine geringfügige Vitamin-B1-Unterversorgung äußert sich in Form von Müdigkeit, Gereiztheit, Konzentrationsschwäche und Herzschwäche, die bei gestillten Babys, deren Mütter unter Vitamin-B1-Mangel leiden, auftreten kann.

Ist ein Zuviel schädlich?

Eine Überdosierung ist nur dann möglich, wenn intravenöse Injektionen vorgenommen werden, die dann eventuell zu Schockreaktionen führen können.

Küchentips

Vitamin B1 reagiert empfindlich auf hohe Hitze und laugt beim Kochen in viel Wasser aus. Deshalb sollten Sie Gemüse nur in wenig Wasser kurz dünsten oder im Dampfkochtopf garen.

Wer benötigt mehr?

Leistungssportler haben einen erhöhten Vitamin-B1-Bedarf, ebenso ältere Menschen und Personen mit chronischem Alkoholkonsum. Wichtig: Inhaltsstoffe von rohem Fisch, wie er z.B. von Japanern zubereitet wird, sowie von Tee und Kaffee zerstören das Vitamin, so dass seine Verfügbarkeit aus der Nahrung erniedrigt werden kann!

Der Gesundheitstip

Da sich viel Thiamin in den Randschichten des Korns befindet, sollten Sie Brötchen mit Schrotanteilen und Vollkornbrot den Vorzug vor Weißbrot geben. Kombinieren Sie Vollkornprodukte mit Vitamin-C-reichen Obst- und Gemüsesorten, und verwenden Sie Pflanzenöle, die mehrfach ungesättigte Fettsäuren enthalten.

Check

Ist Ihre Leistungsfähigkeit eingeschränkt? Sind Sie leicht gereizt und ungeduldig? Eventuell ist Vitamin-B1-Mangel daran schuld.

Lebensmittel (verzehrbarer Anteil)	Portion in g	Kalorien je Portion	mg je Portion	Deckung des Bedarfs
Kasseler Fleisch	150	411	1,4	+++++
Schweinefleisch, mager	150	234	1,4	+++++
Frankfurter Würstchen	100	286	0,8	++++
Kalbsherz	125	163	0,7	++++
Erbsen, frisch	200	174	0,6	+++
Hähnchenherz	100	173	0,5	+++
Erbsen, getrocknet	60	210	0,5	+++
Kalbsnieren	125	158	0,5	+++
Entenleber	125	128	0,4	+++
Hähnchenleber	125	183	0,4	+++
Fenchel	200	48	0,4	+++
Weizenkeime	20	74	0,4	+++
Rinderleber	125	169	0,4	+++
Schweineleber	125	199	0,4	+++
Grünkern, volles Korn	100	343	0,4	+++
Reiskleie, 1 EL	20	79	0,4	+++
Sonnenblumenkerne	20	118	0,4	+++
Kalbsleber	125	187	0,3	++
Sojabohnen, reif, getrocknet	60	224	0,3	++
Kidneybohnen, Konserve	75	150	0,3	++

Zufuhrempfehlungen für Vitamin B1 in Milligramm

Alter	Säuglinge	Kinder	Jugendliche/ Erwachsene	Schwangere ab 4. Monat	Stillende
0 bis unter 4 Monate	0,3				
4 bis unter 12 Monate	0,4				
1 bis unter 4 Jahre		0,7			
4 bis unter 7 Jahre		1,0			
7 bis unter 10 Jahre		1,1			
10 bis unter 13 Jahre		1,2			
13 bis unter 15 Jahre		1,4…1,2			
15 bis unter 19 Jahre			1,6…1,3		
19 bis unter 25 Jahre			1,4…1,2		
25 bis unter 51 Jahre			1,3…1,1		
51 bis unter 65 Jahre			1,3…1,1		
65 Jahre und älter			1,3…1,1		
				1,5	
					1,7

Vitamin B2 (Riboflavin)

Wie wirkt dieses Vitamin?

Als Bestandteil von bestimmten Enzymen ist Vitamin B2 an der Energiegewinnung beteiligt und somit unerlässlich für den Kohlenhydrat-, den Eiweiß- und den Fettstoffwechsel. Es schützt die roten Blutkörperchen vor Angriffen von Schadstoffen, es ist vermutlich wichtig für den Sehvorgang und das Wachstum, und es unterstützt Heilungsprozesse der Haut.

Wie äußert sich ein Mangel?

Ein Vitamin-B2-Mangel zieht meist einen Eisenmangel nach sich, wodurch man sich meist müde, matt und gereizt fühlt. Bestimmte Hauterkrankungen wie z.B. »Einreißen« der Mundwinkel, Dermatitis und Schleimhautentzündungen sind ebenfalls häufig die Folge einer Vitamin-B2-Unterversorgung. Ein chronischer Mangel kann unter Umständen zum grauen Star, einer Linsentrübung des Auges, bis hin zur Erblindung führen.

Ist ein Zuviel schädlich?

Nach den neuesten Erkenntnissen sind Nebenwirkungen durch Überdosierung von Vitamin B2 nicht bekannt.

Küchentips

Auch Vitamin B2 mag kein Licht und verlässt über den »Wasserweg« die Lebensmittel: Darum lichtgeschützt aufbewahren und möglichst in geschlossenen Töpfen mit wenig Wasser und bei niedrigen Temperaturen garen.
Milch, in durchsichtigen Flaschen an einem hellen Ort aufbewahrt, verliert im Vergleich zu Milch in dunklen Flaschen 50 Prozent seines Vitamin-B2-Gehaltes.

Wer benötigt mehr?

Personen, die sich einer Operation unterzogen haben, Personen mit Darmerkrankungen und Frauen, die orale Verhütungsmittel (»Pille«) einnehmen, benötigen etwas mehr Vitamin B2. Wer Antidepressiva einnimmt, sollte auf Vitamin-B2-Zufuhr besonders achten.

Der Gesundheitstip

Täglich frische Milch und Milchprodukte, Vollkornprodukte und Hülsenfrüchte sowie schonend gegartes Kohlgemüse füllen Ihre Depots auf und halten Sie fit und gesund!

Check

Ist Ihre Haut trocken und rissig? Leiden Sie an Konzentrationsschwäche und Müdigkeit? Ein Vitamin-B2-Mangel äußert sich in solchen Symptomen!

Lebensmittel (verzehrbarer Anteil)	Portion in g	Kalorien je Portion	µg je Portion	Deckung des Bedarfs
Schweineleber	125	199	3,9	+++++
Rinderleber	125	169	3,8	+++++
Kalbsleber	125	187	3,8	+++++
Kalbsnieren	125	158	3,1	+++++
Entenleber	125	128	3,1	+++++
Hähnchenleber	125	183	3,1	+++++
Hähnchenherz	100	173	1,5	++++
Kalbsherz	125	163	1,3	++++
Champignons	200	88	0,8	+++
Molkenkäse	30	84	0,7	+++
Aal, frisch	150	169	0,6	+++
Brokkoli	200	52	0,6	+++
Steinpilze	200	47	0,6	+++
Pfifferlinge	200	36	0,6	+++
Grünkohl	200	60	0,5	++
Makrele, frisch	150	193	0,5	++
Gänseleberpastete	30	82	0,5	++
Sardine, frisch	150	255	0,5	++
Kasseler Fleisch	150	411	0,4	++
Rindfleisch, mager	150	231	0,4	++

Zufuhrempfehlungen für Vitamin B2 in Milligramm

Alter	Säuglinge	Kinder	Jugendliche/ Erwachsene	Schwangere ab 4. Monat	Stillende
0 bis unter 4 Monate	0,3				
4 bis unter 12 Monate	0,5				
1 bis unter 4 Jahre		0,8			
4 bis unter 7 Jahre		1,1			
7 bis unter 10 Jahre		1,2			
10 bis unter 13 Jahre		1,4...1,2			
13 bis unter 15 Jahre		1,5...1,4			
15 bis unter 19 Jahre			1,8...1,7		
19 bis unter 25 Jahre			1,7...1,5		
25 bis unter 51 Jahre			1,7...1,5		
51 bis unter 65 Jahre			1,7...1,5		
65 Jahre und älter					
				1,8	
					2,3

Vitamin B3 (Niazin)

Wie wirkt dieses Vitamin?

Niazin ist ein wahres Powervitamin. Es hat eine zentrale Funktion im Stoffwechsel, da es wichtig für die Umwandlung der Hauptnährstoffe Eiweiß, Fett und Kohlenhydrate ist. Zudem sorgt es für eine gesunde und schöne Haut.

Wie äußert sich ein Mangel?

Ein Mangel tritt normalerweise selten auf, da der menschliche Körper dieses Vitamin aus Tryptophan, einer Aminosäure, selbst herstellen kann. Wenn jedoch zu wenig Eiweiß aufgenommen wird, verursacht ein entstandener Mangel zum Teil schwere Hautveränderungen sowie Durchfall und nervöse Störungen.

Ist ein Zuviel schädlich?

Nur Megadosen von mehr als 100 Milligramm pro Tag können zu Jucken und Kribbeln der Haut, Übelkeit und Kopfschmerzen sowie Hitzewallungen und Entzündungen der Magenschleimhaut führen. Bei Einnahme von Zusatzpräparaten vorher also besser den Arzt fragen. Niazin kann ärztlich verordnet werden, um beispielsweise den Cholesterinspiegel oder den Blutdruck zu senken.

Küchentips

Niazin lässt sich durch Licht, Hitze und Sauerstoff nicht »erschüttern«. Aber auch hier gilt: Schonend garen, damit auch die anderen Inhaltsstoffe überleben können.

Wer benötigt mehr?

Jugendliche, die sich im Wachstum befinden, und stillende Frauen benötigen etwas mehr von diesem Vitamin, ebenso auch Sportler, die energiereich essen. Auch Menschen, die an Darmkrankheiten leiden, haben einen erhöhten Bedarf. Dieser geringe Mehrbedarf lässt sich jedoch über eine ausgewogene Ernährung ohne weiteres decken. Da ein Mangel selten vorkommt, können Sie sich eine Unterstützung der Niazinversorgung durch Tabletten sparen. Meist enthalten Kombinationspräparate ohnehin geringe Mengen an Niazin.

Der Gesundheitstip

2- bis 3-mal pro Woche ein Stück Fleisch und mindestens 1-mal pro Woche Fisch füllen Ihre Niazindepots und sorgen für einen schönen Teint.

Check

Leiden Sie unter Schlaflosigkeit und Müdigkeit? Ist Ihnen häufig schwindlig, und haben Sie oft Kopfschmerzen? Ein Niazinmangel kann die Ursache sein.

Lebensmittel (verzehrbarer Anteil)	Portion in g	Kalorien je Portion	mg je Portion	Deckung des Bedarfs
Putenfleisch	150	179	24	+++++
Schweineleber	125	199	24	+++++
Rinderleber	125	169	23	+++++
Hähnchenbrust	150	169	22	+++++
Kalbsleber	125	187	21	+++++
Hähnchenleber	125	183	19	+++++
Sardine, frisch	150	255	19	+++++
Regenbogenforelle	125	310	18	+++++
Thunfisch, frisch	150	183	18	+++++
Entenleber	125	128	17	++++
Kalbfleisch, mager	150	188	15	++++
Lachs, frisch	150	332	15	++++
Pfifferlinge	200	36	15	++++
Rindfleisch, mager	150	231	15	++++
Steinpilze	200	47	15	++++
Hähnchenfleisch	150	310	14	++++
Hähnchenschenkel	150	170	14	++++
Heilbutt, frisch	150	181	14	++++
Kalbsnieren	125	158	13	++++
Schweinefleisch, mager	150	234	13	++++

Zufuhrempfehlungen für Vitamin B3 in Milligramm

Alter	Säuglinge	Kinder	Jugendliche/ Erwachsene	Schwangere ab 4. Monat	Stillende
0 bis unter 4 Monate	5				
4 bis unter 12 Monate	6				
1 bis unter 4 Jahre		9			
4 bis unter 7 Jahre		12			
7 bis unter 10 Jahre		13			
10 bis unter 13 Jahre		15…14			
13 bis unter 15 Jahre		17…15			
15 bis unter 19 Jahre			20…16		
19 bis unter 25 Jahre			18…15		
25 bis unter 51 Jahre			18…15		
51 bis unter 65 Jahre			18…15		
65 Jahre und älter			18…15		
				17	
					20

Vitamin B 5 (Pantothensäure)

Wie wirkt dieses Vitamin?

Pantothensäure wird für den Stoffwechsel von Fetten, Kohlenhydraten und verschiedenen Aminosäuren ebenso benötigt wie für die Bildung von Fettsäuren, Cholesterin und Verdauungssäften. Zudem bietet sie uns Schutz vor Infektionen und für Haut und Haare. Sie wird auch als Schönheitsvitamin bezeichnet und ist als Panthenol in Hautcremes und Haarshampoos enthalten. Panthenol fördert den Energiestoffwechsel der Hautzellen. Es regt deren Zellteilung an und beruhigt, z.B. bei Sonnenbrand, die Haut. Außerdem sorgt es dafür, dass die Haut länger gesund, schön und geschmeidig bleibt, weil es von außen tief in die unteren Hautschichten eindringt und dort Wasser bindet.

Wie äußert sich ein Mangel?

Ein Mangel an Pantothensäure ist äußerst selten, da sie nahezu in allen Lebensmitteln vorkommt. Wenn es dann doch zu einer Unterversorgung aufgrund bestimmter Krankheiten kommt, äußert sich diese meist zuallererst in Form von Kopfschmerzen, Müdigkeit und Niedergeschlagenheit sowie Infektanfälligkeit.

Ist ein Zuviel schädlich?

Alles, was zu viel über die Nahrung in den Körper gelangt, wird über den Urin wieder ausgeschieden. Also kein Problem!

Küchentips

Pantothensäure verträgt keine Hitze. Deshalb sollten Sie kurze Garzeiten bei geringer Hitze bevorzugen. Gemüse ist am besten im Dampfkochtopf zuzubereiten.

Wer benötigt mehr?

Eine Risikogruppe gibt es für dieses Vitamin nicht. Allerdings sind alle, die sich einseitig ernähren und nicht auf eine ausgewogene Ernährung achten, durch einen Mangel an Pantothensäure genauso gefährdet wie bei den anderen Vitaminen und Mineralstoffen.

Der Gesundheitstip

Champignons haben es in sich: Sie versorgen Sie mit vielen wichtigen Vitaminen und Mineralstoffen, u.a. auch mit Vitamin B 5 (Pantothensäure).

Check

Ernähren Sie sich sehr einseitig, und leiden Sie häufig unter Kopfschmerzen und Abgeschlagenheit? Machen Sie regelmäßig einseitige Diäten? Unter solchen Umständen schleicht sich leicht ein Pantothensäuremangel ein!

Lebensmittel (verzehrbarer Anteil)	Portion in g	Kalorien je Portion	µg je Portion	Deckung des Bedarfs
Kalbsleber	125	187	10,0	+++++
Rinderleber	125	169	10,0	+++++
Entenleber	125	128	8,8	+++++
Hähnchenleber	125	183	8,8	+++++
Schweineleber	125	199	8,5	+++++
Steinpilze	200	47	5,4	++++
Kalbsnieren	125	158	5,0	++++
Shiitakepilze	200	120	5,0	++++
Pfifferlinge	200	36	5,0	++++
Kalbsherz	125	163	3,5	++++
Champignons	200	88	3,2	++++
Hähnchenherz	100	173	3,1	++++
Wassermelonen	200	50	3,0	++++
Brokkoli	200	52	2,6	+++
Kalbshirn	100	153	2,3	+++
Blumenkohl	200	43	1,8	++
Gänseleberpastete	30	82	1,5	++
Sprotte, frisch	150	339	1,5	++
Lachs, frisch	150	332	1,5	++
Bachsaibling, frisch	150	162	1,5	++
Hähnchenschenkel	150	170	1,5	++

Zufuhrempfehlungen für Vitamin B5 in Mikrogramm

Alter	Säuglinge	Kinder	Jugendliche/ Erwachsene	Schwangere ab 4. Monat	Stillende
0 bis unter 4 Monate	2				
4 bis unter 12 Monate	3				
1 bis unter 4 Jahre		4			
4 bis unter 7 Jahre		4			
7 bis unter 10 Jahre		5			
10 bis unter 13 Jahre		5			
13 bis unter 15 Jahre		6			
15 bis unter 19 Jahre			6		
19 bis unter 25 Jahre			6		
25 bis unter 51 Jahre			6		
51 bis unter 65 Jahre			6		
65 Jahre und älter			6		
				6	
					6

Vitamin B6 (Pyridoxin)

Wie wirkt dieses Vitamin?

Vitamin B6 ist an mehr als 100 Enzymreaktionen des menschlichen Stoffwechsels beteiligt und trägt somit einen bedeutenden Teil zum reibungslosen Ablauf bestimmter Funktionen unseres Körpers bei. Besonders für den Eiweißstoffwechsel und bei der Immunabwehr kommt diesem Vitamin aus der B-Gruppe ebenfalls eine wichtige Rolle zu. Außerdem ist es an der Blutbildung beteiligt.

Wie äußert sich ein Mangel?

Ein Mangel kommt nur äußerst selten vor. Meist tritt er infolge von Erkrankungen auf (z.B. Darmerkrankungen), der Einnahme von Medikamenten (z.B. »Pille«) oder chronischem Konsum von Alkohol. Hauterkrankungen, Immunschwäche und Eisenmangel sind häufig die Folge. Bei Neugeborenen kann sich ein Vitamin-B6-Mangel aufgrund einer unzureichenden Versorgungslage der Mutter während der Stillzeit durch Krämpfe äußern.

Ist ein Zuviel schädlich?

Nur bei Einnahme von Vitamin-B6-Präparaten über einen längeren Zeitraum und in hohen Dosen (mehr als 500 Milligramm pro Tag), die z.B. von manchen Bodybuildern genommen werden, kann es sowohl zu neurologischen Störungen des Bewegungsapparates als auch zu vermindertem Tast- und Temperaturempfinden kommen.

Küchentips

Licht, Wasser und Hitze sind die größten Feinde des Vitamin B6. Darum sollten Sie solche Lebensmittel lichtgeschützt aufbewahren und in wenig Wasser bei niedriger Temperatur dünsten.

Wer benötigt mehr?

Frauen, die die »Pille« nehmen, sowie Schwangere und Stillende. Darmerkrankungen können die Aufnahme von Vitamin B6 aus der Nahrung über den Darm beeinträchtigen, ebenso chronischer Alkoholkonsum, und erhöhen ebenfalls den Vitamin-B6-Bedarf.

Der Gesundheitstip

Gute Quellen sind z.B. Bananen und Milchprodukte: Pürieren Sie ein bis zwei Bananen im Mixer, und geben Sie Milch dazu.

Check

Sind Sie häufig krank? Fühlen Sie sich schwach und matt? Haben Sie Probleme mit Ihrer Haut? Die Ursache liegt möglicherweise in einem Vitamin-B6-Mangel!

Lebensmittel (verzehrbarer Anteil)	Portion in g	Kalorien je Portion	µg je Portion	Deckung des Bedarfs
Lachs, frisch	150	332	1,5	++++
Banane, 1 Stück	150	132	1,5	++++
Bachsaibling, frisch	150	162	1,5	++++
Rinderleber	125	169	1,0	++++
Kalbsleber	125	187	1,0	++++
Entenleber	125	128	1,0	++++
Makrele, frisch	150	193	1,0	++++
Hähnchenleber	125	183	0,9	++++
Schweineleber	125	199	0,8	+++
Kasseler Fleisch	150	411	0,8	+++
Thunfisch, frisch	150	183	0,8	+++
Hähnchenbrust	150	169	0,8	+++
Schweinefleisch, mager	150	234	0,7	+++
Putenfleisch	150	179	0,7	+++
Rindfleisch, mager	150	231	0,6	+++
Kalbfleisch, mager	150	188	0,6	+++
Rosenkohl	200	76	0,6	+++
Hering, frisch	150	182	0,6	+++
Bückling, Konserve	125	300	0,6	+++
Paprikaschote, rot	200	57	0,6	+++

Zufuhrempfehlungen für Vitamin B6 in Mikrogramm

Alter	Säuglinge	Kinder	Jugendliche/ Erwachsene	Schwangere ab 4. Monat	Stillende
0 bis unter 4 Monate	0,3				
4 bis unter 12 Monate	0,6				
1 bis unter 4 Jahre		0,9			
4 bis unter 7 Jahre		1,2			
7 bis unter 10 Jahre		1,4			
10 bis unter 13 Jahre		1,6…1,5			
13 bis unter 15 Jahre		1,8…1,6			
15 bis unter 19 Jahre			2,1…1,8		
19 bis unter 25 Jahre			1,8…1,6		
25 bis unter 51 Jahre			1,8…1,6		
51 bis unter 65 Jahre			1,8…1,6		
65 Jahre und älter			1,8…1,6		
				2,6	
					2,2

Vitamin B 7 (Biotin)

Wie wirkt dieses Vitamin?

Biotin ist an der körpereigenen Eiweiß- und Fettsäureherstellung beteiligt und wurde früher aufgrund seiner Hautschutzfunktion auch als Vitamin H bezeichnet. In höheren Dosen wirkt Biotin positiv auf Haare und Nägel.

Wie äußert sich ein Mangel?

Liegt ein Mangel vor, so wird dieser häufig erkennbar in Form von Schuppungen der Haut, verzögerter Wundheilung und Haarausfall, aber auch Übelkeit, Appetitlosigkeit und Erschöpfung.

Ist ein Zuviel schädlich?

Schäden durch Überdosierung an Biotin sind nicht bekannt.

Küchentips

Der Biotingehalt in Fertignahrungsmitteln und in verarbeiteten Lebensmitteln (z. B. gemahlenes Korn) ist niedriger als in frisch zubereiteten Lebensmitteln.

Wer benötigt mehr?

Personen, die sich vorwiegend von Fastfood und Fertignahrungsmitteln ernähren, sowie chronische Alkoholkonsumenten. Ein erhöhter Bedarf besteht ebenfalls für Personen, die Antibiotika und/oder krampflösende Mittel einnehmen. Wer eine Vorliebe für Speisen hat, die überwiegend mit rohem Eiweiß zubereitet werden (z. B. Bodybuilder), sollte sich bezüglich einer medikamentösen Einnahme von Biotin von seinem Arzt beraten lassen. Rohes Hühnereiweiß enthält Avidin, einen Eiweißstoff, der Biotin so stark bindet, dass es nicht mehr über den Darm in den Körper aufgenommen und danach verwertet werden kann. Durch Braten und Kochen des Eiweißes wird Avidin unwirksam.

Der Gesundheitstip

Gedünstete Pfifferlinge mit gebratenen Semmelknödeln und Ei ist nicht nur ein schmackhaftes Gericht, es liefert Ihnen außerdem Biotin pur! Wer sich ausgewogen ernährt, nimmt 50 bis 100 Mikrogramm täglich auf.

Wer unter starkem Haarausfall oder brüchigen Nägeln leidet, für den empfiehlt sich eine Biotintablettenkur! Bitte lassen Sie sich vorher von Ihrem Arzt beraten.

Check

Fallen Ihnen die Haare büschelweise aus, und brechen Ihnen ständig die Nägel? Leiden Sie häufig unter Appetitlosigkeit und Übelkeit? Die Ursache kann in einem Mangel an Biotin liegen.

Lebensmittel (verzehrbarer Anteil)	Portion in g	Kalorien je Portion	µg je Portion	Deckung des Bedarfs
Hähnchenleber	125	183	268	+++++
Entenleber	125	128	262	+++++
Rinderleber	125	169	125	+++++
Kalbsleber	125	187	63	+++++
Gänseleberpastete	30	82	47	+++++
Schweineleber	125	199	38	+++++
Steinpilze	200	47	30	+++++
Shiitakepilze	200	120	30	+++++
Pfifferlinge	200	36	30	+++++
Sojabohnen, getrocknet	60	224	25	++++
Champignons	200	88	22	++++
Hühnerei, 1 Stück	60	101	15	++++
Eigelb	25	93	14	+++
Regenbogenforelle	125	310	13	+++
Sardine, frisch	150	255	13	+++
Forelle, frisch	150	176	13	+++
Austern, ohne Schale	125	76	13	+++
Erbsen, getrocknet	60	210	11	+++
Avocados	100	212	10	+++
Spinat	150	22	10	+++

Zufuhrempfehlungen für Vitamin B 7 in Mikrogramm

Alter	Säuglinge	Kinder	Jugendliche/ Erwachsene	Schwangere ab 4. Monat	Stillende
0 bis unter 4 Monate	10				
4 bis unter 12 Monate	15				
1 bis unter 4 Jahre		20			
4 bis unter 7 Jahre		25			
7 bis unter 10 Jahre		30			
10 bis unter 15 Jahre		30 bis 100			
			(30) bis 100		

Vitamin B 9 (Folsäure)

Wie wirkt dieses Vitamin?

Folsäure ist an der Blutbildung und der Zellneubildung beteiligt und somit besonders wichtig für das Heranwachsen eines Babys im Mutterleib.

Wie äußert sich ein Mangel?

Ein Folsäuremangel tritt in erster Linie bei Schwangeren auf, deren Bedarf um das Doppelte ansteigt. Die Mangelerscheinungen äußern sich vor allem beim heranwachsenden Fötus: Es kann zu Wachstumsstörungen, ungenügender Ausbildung verschiedener Organe und Missbildungen kommen.

Ist ein Zuviel schädlich?

Folsäure kann in hohen Mengen – in Form von Tabletten – schädlich sein. Wenn Sie einen Folsäuremangel vermuten, sollten Sie vor einer Selbstmedikation mit Ihrem Arzt darüber sprechen.

Küchentips

Folsäure ist ein sehr sensibles Vitamin, das bei Lagerung und gegenüber Wasser, Licht und Wärme Verluste erleidet. Deshalb ist es sehr ratsam, folsäurehaltige Lebensmittel frisch (oder roh) zu verzehren.

Wer benötigt mehr?

Schwangere, Stillende und Frauen mit rasch aufeinander folgenden oder häufigen Schwangerschaften haben einen erhöhten Folsäurebedarf. Bei Kindern, die sich in der Pubertät befinden und stark wachsen, sollte man ebenfalls darauf achten, dass sie ausreichend mit folsäurehaltigen Lebensmitteln versorgt werden.

Sinnvolle Ergänzung

Schwangeren Frauen wird meist die zusätzliche Einnahme von Folsäure in Form von Medikamenten empfohlen, um eine vollständige Bedarfsdeckung auch wirklich sicherzustellen.

Der Gesundheitstip

Wenn Sie Ihr Gemüse zubereiten, sollten Sie es möglichst schonend garen, d.h., verwenden Sie wenig Wasser, und dünsten Sie das Gemüse bei niedrigen Temperaturen. Und bereiten Sie nur so viel zu, wie Sie tatsächlich verzehren. Aufgewärmt am nächsten Tag, ist in Ihrem Gemüse fast nichts mehr an Vitaminen übrig!

Check

Haben Sie bereits eine oder mehrere Fehlgeburten erlebt? Leiden Sie an Magen-Darm-Störungen und Anämie? Das könnten Hinweise auf ein Folsäuredefizit sein.

Lebensmittel (verzehrbarer Anteil)	Portion in g	Kalorien je Portion	µg je Portion	Deckung des Bedarfs
Entenleber	125	128	675	+++++
Hähnchenleber	125	183	438	+++++
Rinderleber	125	169	303	+++++
Kalbsleber	125	187	250	+++++
Fenchel	200	48	152	+++++
Rote Bete	200	74	148	++++
Spargel	200	37	146	++++
Brokkoli	200	52	120	++++
Schweineleber	125	199	110	++++
Gänseleberpastete	30	82	106	++++
Grünkohl	200	60	94	++++
Spinat	150	27	84	++++
Kalbsnieren	125	158	83	++++
Bohnen, grün	200	59	80	++++
Chinakohl	150	17	75	++++
Mango	125	89	72	+++
Weißkohl	200	48	72	+++
Hähnchenherz	100	173	68	+++
Flunder, frisch	150	144	68	+++
Blumenkohl	200	43	64	+++

Zufuhrempfehlungen für Vitamin B9 in Mikrogramm

Alter	Säuglinge	Kinder	Jugendliche/ Erwachsene	Schwangere ab 4. Monat	Stillende
0 bis unter 4 Monate	40				
4 bis unter 12 Monate	40				
1 bis unter 4 Jahre		60			
4 bis unter 7 Jahre		80			
7 bis unter 10 Jahre		100			
10 bis unter 13 Jahre		120			
13 bis unter 15 Jahre		150			
15 bis unter 19 Jahre			150		
19 bis unter 25 Jahre			150		
25 bis unter 51 Jahre			150		
51 bis unter 65 Jahre			150		
65 Jahre und älter			150		
				300	
					225

Vitamin B12 (Kobalamin)

Wie wirkt dieses Vitamin?

Vitamin B12 ist an zahlreichen Stoffwechselreaktionen unseres Körpers beteiligt, wird also von jeder Körperzelle benötigt. Zusammen mit der Folsäure ist Vitamin B12 an der Herstellung unserer roten Blutkörperchen beteiligt; darüber hinaus ist es für gute Nerven und das gesunde Wachstum unverzichtbar.

Wie äußert sich ein Mangel?

Vitamin B12 ist das einzige wasserlösliche Vitamin, das in der Leber nennenswerte Speicher anlegt. Darum tauchen mögliche Mangelerscheinungen erst Jahre später auf. Diese zeigen sich in Form von Blutarmut, Eisenmangel, Wachstumsstörungen bei Kindern, Gefahr einer Fehlgeburt bei Schwangeren, Schwund der Magenschleimhaut und, bei extremer Unterversorgung, im Schrumpfen der Nervenzellen bis hin zur tödlichen Lähmung.

Ist ein Zuviel schädlich?

Selbst beim Überschreiten der 1000fachen Menge an Vitamin B12 konnten im Tierversuch keine Nebenwirkungen festgestellt werden.

Küchentips

Vitamin B12 ist eines von wenigen Vitaminen, die nicht so leicht kaputtgehen. Achten Sie dennoch immer auf die richtige Lagerung der Lebensmittel und auf eine schonende Zubereitung.

Wer benötigt mehr?

Ein Mehrbedarf liegt dann vor, wenn Sie unter Entzündungen der Magenschleimhaut (Magengeschwüren) leiden oder eine Magenoperation hinter sich haben. Lassen Sie sich unbedingt von Ihrem Arzt beraten. Veganer, die alle Tierprodukte (also auch Milch, Eier etc.) meiden, sollten Vitamin-B12-Präparate nach Absprache mit dem Hausarzt einnehmen, um keinen Mangel zu erleiden. Das gilt besonders für schwangere Frauen, die sich veganisch ernähren.

Der Gesundheitstip

Essen Sie mindestens 2-mal die Woche Fisch: Brathering, Matjesfilet schmecken auch kalt zum Brot und sorgen für eine ausreichende Vitamin-B12-Zufuhr.

Check

Fühlen Sie sich häufig schlapp und müde? Haben Sie bereits eine Magen-Darm-Operation hinter sich? Vitamin-B12-Mangel kann die Ursache für Ihr Befinden sein!

Lebensmittel (verzehrbarer Anteil)	Portion in g	Kalorien je Portion	µg je Portion	Deckung des Bedarfs
Kalbsleber	125	187	100,0	+++++
Rinderleber	125	169	87,5	+++++
Entenleber	125	128	67,5	+++++
Hähnchenleber	125	183	50,0	+++++
Kalbsnieren	125	158	31,3	+++++
Schweineleber	125	199	31,0	+++++
Austern, ohne Schale	125	76	18,8	+++++
Gänseleberpastete	30	82	15,0	+++++
Makrele, frisch	150	193	14,1	+++++
Kalbsherz	125	163	13,8	+++++
Bückling, Konserve	125	300	12,1	+++++
Hering, frisch	150	182	10,9	+++++
Sprotte, frisch	150	339	10,5	+++++
Miesmuscheln	100	84	10,2	+++++
Forelle, frisch	150	176	8,0	+++++
Regenbogenforelle, frisch	125	310	7,5	+++++
Tintenfisch	150	135	6,4	+++++
Hähnchenherz	100	173	6,3	+++++
Thunfisch, frisch	150	183	6,1	+++++
Rotbarsch, frisch	150	175	6,1	+++++

Zufuhrempfehlungen für Vitamin B12 in Mikrogramm

Alter	Säuglinge	Kinder	Jugendliche/ Erwachsene	Schwangere ab 4. Monat	Stillende
0 bis unter 4 Monate	0,5				
4 bis unter 12 Monate	0,8				
1 bis unter 4 Jahre		1,0			
4 bis unter 7 Jahre		1,5			
7 bis unter 10 Jahre		1,8			
10 bis unter 13 Jahre		2,0			
13 bis unter 15 Jahre		3,0			
15 bis unter 19 Jahre			3,0		
19 bis unter 25 Jahre			3,0		
25 bis unter 51 Jahre			3,0		
51 bis unter 65 Jahre			3,0		
65 Jahre und älter			3,0		
				3,5	
					4,0

Vitamin C (Askorbinsäure)

Wie wirkt dieses Vitamin?

Vitamin C stärkt das Immunsystem. Zudem ist es beteiligt am Aufbau von Schleimhäuten, Bindegewebe und Knochen sowie an Entgiftungsreaktionen des Körpers. Es fördert den Eisenstoffwechsel und schützt die Zellen vor Angriffen zerstörerischer Radikale. Es verhindert die Bildung Krebs erregender Nitrosamine.

Wie äußert sich ein Mangel?

Der klassische Vitamin-C-Mangel äußert sich in einer Erkältung, d.h., die Funktionalität der Schleimhäute ist eingeschränkt, so dass sich Bakterien und Viren gut einnisten können. Er kann auch zu einer verzögerten Wundheilung, zu Müdigkeit und Abgeschlagenheit führen. Säuglinge und Kleinkinder können sogar Skelettveränderungen (Möller-Barlow-Krankheit) bekommen. Skorbut (= Brüchigkeit der Blutgefässe, Zahnausfall) kommt nur bei sehr starkem Mangel vor.

Ist ein Zuviel schädlich?

Erst bei extrem hohen Dosierungen über längere Zeiträume (> 5 Gramm pro Tag) besteht bei Nelgung die Gefahr von Harnsteinbildung; es sind auch Durchfälle möglich.

Küchentips

Vitamin C reagiert empfindlich auf Licht, Sauerstoff und Hitze. Frische Ware sollte möglichst schnell verarbeitet und so schonend wie möglich zubereitet (Dünsten, Dämpfen) werden.

Wer benötigt mehr?

Schwangere, Stillende, Raucher, Frauen, die die »Pille« nehmen, Stressgeplagte und Alkoholsüchtige haben einen erhöhten Bedarf.

Wichtig: Wenn Sie in den Wintermonaten häufiger krank werden, kann Ihr Immunsystem Unterstützung gebrauchen: Täglich 100 Milligramm pulverisiertes Vitamin C, zu einer ausgewogenen Ernährung und gesunden Lebensweise, lassen dem Schnupfen keine Chance!

Der Gesundheitstip

Vitamin C verbessert die Aufnahme von Eisen aus pflanzlichen Nahrungsmitteln. Essen Sie daher zu einem eisenhaltigen Lebensmittel ein Vitamin-C-reiches Gemüse oder Obst als Nachtisch.

Check

Sind Sie regelmäßig in der nasskalten Jahreszeit krank? Fühlen Sie sich im Frühjahr häufig schlapp und müde? Dann sorgen Sie regelmäßig für eine ausreichende Vitamin-C-Zufuhr!

Lebensmittel (verzehrbarer Anteil)	Portion in g	Kalorien je Portion	mg je Portion	Deckung des Bedarfs
Acerolasaft, 1 Glas	200	48	3200	+++++
Johannisbeeren	200	116	378	+++++
Paprikaschote, rot	200	57	300	+++++
Paprikaschote, grün	200	42	278	+++++
Sanddornbeerensaft, 1 Glas	200	105	212	+++++
Grünkohl	200	60	210	+++++
Rosenkohl	200	76	205	+++++
Brokkoli	200	52	200	+++++
Kiwi, 1 Stück	200	115	160	+++++
Blumenkohl	200	43	146	+++++
Kohlrabi	200	52	128	+++++
Erdbeeren	200	65	120	+++++
Rotkohl	200	47	110	+++++
Orangensaft	200	73	104	+++++
Grapefruit, 1 Stück	250	103	100	+++++
Wirsing	200	65	100	+++++
Fenchel	200	48	90	+++++
Weißkohl	200	48	90	+++++
Papaya, 1 Stück	125	41	88	+++++
Johannisbeeren, rot	200	90	80	+++++

Zufuhrempfehlungen für Vitamin C in Milligramm

Alter	Säuglinge	Kinder	Jugendliche/ Erwachsene	Schwangere ab 4. Monat	Stillende
0 bis unter 4 Monate	40				
4 bis unter 12 Monate	50				
1 bis unter 4 Jahre		55			
4 bis unter 7 Jahre		60			
7 bis unter 10 Jahre		65			
10 bis unter 13 Jahre		70			
13 bis unter 15 Jahre		75			
15 bis unter 19 Jahre			75		
19 bis unter 25 Jahre			75		
25 bis unter 51 Jahre			75		
51 bis unter 65 Jahre			75		
65 Jahre und älter			75		
				100	
					125

Vitamine

Lebensmittel	Portion (g)	kcal	A (mg)	D (µg)	E (mg)	K (µg)
Aal, frisch	150	169	1,5	20	8,4	0
Aal, geräuchert	50	204	0,6	11	2,75	0
Acerolasaft, 1 Glas	200	48	0,1	0	0,5	8
Ananas	150	84	0,0	0	0,15	10
Aprikosen	200	99	0,6	0	1,0	10
Artischocken	150	77	0,3	0	0,3	50
Austern, ohne Schale	125	76	0,1	10	1,1	0
Avocados	100	212	0,2	5	2,0	8
Bachsaibling, frisch	150	162	0,2	2	0,2	0
Banane, 1 Stück	150	132	0,1	0	0,5	15
Barsch, frisch	150	152	0,0	6	0,6	0
Baumwollsaatöl, 1 EL	10	90	0,0	0	3,8	5
Bergkäse, 45 % F.i.Tr.	30	125	0,1	0	0,2	9
Bismarckhering, Konserve	50	84	0,0	5	0,5	12
Blumenkohl	200	43	0,0	0	0,6	600
Blutwurst/Rotwurst	30	114	0,1	0	0,0	8
Bohnen, dick, getrocknet	60	178	0,0	0	0,2	108
Bohnen, grün	200	59	0,1	0	0,6	50
Bohnen, weiß, getrocknet	60	162	0,0	0	1,3	114
Brathering, Konserve	50	111	0,0	5	0,8	0
Bratmakrele, Konserve	50	158	0,0	4	3,7	4
Brie, 70% F.i.Tr.	30	131	0,2	0	0,2	12
Brokkoli	200	52	0,6	0	1,8	260
Brombeeren	200	108	0,1	0	1,0	20
Bückling, Konserve	125	300	0,0	38	2,0	0
Butterkäse, 50% F.i.Tr.	30	104	0,1	0	0,2	8
Buttermilch	200	74	0,0	0	0,1	1
Camembert, 70% F.i.Tr.	30	131	0,2	0	0,2	12
Cashewnüsse	25	148	0,0	0	1,5	0
Champignons	200	88	0,0	4	0,2	27
Chicoree	50	7	0,1	0	0,1	100

Für alle Übersichtstabellen gilt: Ein Pluspunkt = geringer Nährstoffgehalt,

B1 (mg)	B2 (mg)	B12 (mg)	B3 (mg)	B9 (µg)	B6 (µg)	B5 (µg)	B7 (µg)	C (mg)	Wert
0,3	0,6	0,4	8	11	1,5	0,2	8	2	+++
0,1	0,2	0,1	3	3	0,6	0,1	2	1	++
0,0	0,1	0,0	1	5	0,0	0,2	0	3200	++
0,1	0,1	0,1	0	15	0,0	0,3	1	29	+
0,1	0,1	0,1	0	8	0,0	0,6	2	18	++
0,2	0,0	0,2	1	33	0,0	0,5	6	12	++
0,2	0,3	0,3	4	8	18,8	0,5	13	1	++
0,1	0,2	0,5	2	30	0,5	1,0	10	14	++
0,0	0,1	1,5	11	13	4,5	1,5	5	5	++
0,1	0,1	1,5	1	24	1,5	0,4	8	17	++
0,1	0,2	0,3	8	13	1,6	0,3	7	1	++
0,0	0,0	0,0	0	0	0,0	0,0	0	0	+
0,0	0,1	0,0	0	5	0,6	0,4	1	0	+
0,0	0,1	0,2	1	2	2,3	0,3	2	1	++
0,2	0,2	0,4	2	64	0,0	1,8	3	146	++
0,1	0,1	0,1	2	2	0,8	0,2	1	0	+
0,2	0,1	0,1	3	10	0,0	0,7	4	1	++
0,2	0,2	0,4	1	80	0,0	0,6	8	32	++
0,1	0,1	0,2	1	28	0,0	0,5	6	1	++
0,0	0,1	0,1	3	2	3,5	0,5	3	0	++
0,0	0,1	0,1	3	1	2,8	0,4	3	0	++
0,0	0,2	0,1	1	11	0,6	0,4	2	0	+
0,2	0,6	0,4	3	120	0,0	2,6	1	200	+++
0,1	0,1	0,1	1	14	0,0	0,5	1	36	++
0,1	0,3	0,6	10	3	12,1	1,3	6	0	++
0,0	0,1	0,0	2	6	0,6	0,2	1	0	+
0,1	0,3	0,1	2	11	0,4	0,7	3	2	+
0,0	0,2	0,1	1	11	0,7	0,4	1	0	+
0,2	0,1	0,1	2	6	0,0	0,3	5	1	+
0,2	0,8	0,1	8	12	0,0	3,2	22	7	++
0,0	0,0	0,0	0	18	0,0	0,2	0	5	++

fünf Pluspunkte = maximaler Nährstoffgehalt

Lebensmittel	Portion (g)	kcal	A (mg)	D (µg)	E (mg)	K (µg)
Chinakohl	150	17	0,0	0	0,2	375
Cornedbeef, Konserve	50	133	0,0	0	0,1	8
Datteln, frisch	100	289	0,0	0	0,2	10
Dickmilch, 10% F.i.Tr.	150	184	0,3	0	0,5	15
Dickmilch, 3,8% F.i.Tr.	150	99	0,1	0	0,2	6
Distelöl, 1 EL	10	93	0,0	0	3,5	50
Edamer, 40% F.i.Tr.	30	95	0,1	0	0,1	7
Edelkastanien	50	85	0,0	0	0,5	0
Edelpilzkäse, 60% F.i.Tr.	30	129	0,2	0	0,3	11
Eiernudeln	50	183	0,0	0	0,1	3
Eigelb	25	93	0,1	1	0,9	11
Emmentaler, 45% F.i.Tr.	30	125	0,1	0	0,2	9
Endivie	100	12	0,2	0	1,0	200
Entenleber	125	128	15,0	1	0,5	737
Erbsen, frisch	200	174	0,1	0	1,0	60
Erbsen, getrocknet	60	210	0,0	0	3,0	90
Erdbeeren	200	65	0,0	0	0,4	26
Erdnüsse, geröstet	25	155	0,0	0	2,2	0
Feldsalat	50	8	0,3	0	0,3	100
Fenchel	200	48	1,2	0	12,0	100
Flunder, frisch	150	144	0,0	5	1,6	0
Forelle, frisch	150	176	0,1	8	0,8	0
Forelle, geräuchert	50	94	0,0	4	0,1	0
Frankfurter Würstchen	100	286	0,1	0	0,2	14
Früchte-, Kräutertee, grüner Tee, (Beutel)	2,75	0,0	0,0	0	0,0	0
Gänseleberpastete	30	82	1,8	0	0,1	136
Garnelen	100	106	0,0	1	4,0	0
Gouda, 45% F.i.Tr.	30	110	0,1	0	0,2	8
Grahambrot	50	103	0,0	0	0,3	10
Grapefruit, 1 Stück	250	103	0,1	0	0,7	6
Grünkern, volles Korn	100	343	0,0	0	1,6	30
Grünkohl	200	60	1,7	0	4,0	500

B1 (mg)	B2 (mg)	B12 (mg)	B3 (mg)	B9 (µg)	B6 (µg)	B5 (µg)	B7 (µg)	C (mg)	Wert
0,0	0,1	0,2	1	75	0,0	0,3	1	53	++
0,0	0,1	0,1	4	2	0,8	0,3	0	0	+
0,1	0,1	0,1	3	15	0,0	0,8	5	3	+
0,1	0,2	0,1	1	11	0,8	0,5	5	2	++
0,1	0,3	0,1	1	6	0,8	0,5	4	2	+
0,0	0,0	0,0	0	0	0,0	0,0	0	0	+
0,0	0,1	0,0	2	5	0,6	0,2	0	0	+
0,1	0,1	0,2	1	16	0,0	0,3	1	5	+
0,0	0,2	0,2	1		0,6	0,5	1	0	+
0,1	0,0	0,0	2	3	0,0	0,2	1	0	+
0,1	0,1	0,1	1	16	0,9	0,9	14	0	++
0,0	0,1	0,0	2	5	0,6	0,1	1	0	+
0,1	0,1	0,1	1	18	0,0	0,9	0	10	++
0,4	3,1	1,0	17	675	67,5	8,8	262	8	+++++
0,6	0,3	0,3	7	47	0,0	1,5	6	50	++
0,5	0,2	0,0	4	14	0,0	1,2	11	1	++
0,1	0,1	0,1	1	30	0,0	0,6	6	120	++
0,1	0,0	0,1	5	9	0,0	0,5	4	0	+
0,0	0,0	0,1	0	11	0,0	0,1	1	15	++
0,4	0,2	0,2	1	152	0,0	0,5	5	90	+++
0,3	0,3	0,3	10	68	2,1	0,6	5	0	++
0,1	0,1	0,4	11	11	8,0	1,0	13	2	+++
0,1	0,1	0,1	5	1	3,2	0,4	4	1	++
0,8	0,2	0,4	8	3	2,0	0,8	3	20	++
0,0	0,0	0,0	0	1	0,0	0,0	0	0	+/–
0,1	0,5	0,2	4	106	15,0	1,5	47	6	+++
0,1	0,0	0,1	6	6	0,9	0,4	1	2	++
0,0	0,1	0,0	2	6	0,7	0,2	1	0	+
0,1	0,0	0,1	2	5	0,0	1,0	2	0	+
0,1	0,1	0,1	1	24	0,0	0,7	2	100	++
0,4	0,2	0,5	7	30	0,0	1,2	6	0	++
0,2	0,5	0,5	6	94	0,0	1,0	1	210	+++

Übersichtstabelle zu den Vitaminen

Lebensmittel	Portion (g)	kcal	A (mg)	D (µg)	E (mg)	K (µg)
Haferflocken	40	154	0,0	0	0,6	20
Hähnchenbrust	150	169	0,0	0	0,4	450
Hähnchenfleisch, mit Haut	150	310	0,0	0	0,2	405
Hähnchenherz	100	173	0,0	0	1,5	900
Hähnchenleber	125	183	13,8	1	0,5	737
Hähnchenschenkel	150	170	0,1	0	0,2	450
Haselnüsse	25	170	0,0	0	6,3	0
Heidelbeeren	200	187	0,0	0	1,0	20
Heilbutt, frisch	150	181	0,0	8	1,3	0
Heilbutt, geräuchert	50	92	0,0	4	0,3	0
Hering, frisch	150	182	0,1	47	2,3	0
Hirseflocken	40	149	0,0	0	0,4	12
Hühnerei, 1 Stück	60	101	0,1	2	0,7	27
Jacobsmuscheln	100	85	0,0	0	0,5	0
Jodsalz, 1 Prise	2	0,0	0,0	0	0,0	0
Joghurt, 10% F.i.Tr.	150	184	0,3	0	0,5	15
Joghurt, 3,5% F.i.Tr.	150	111	0,1	0	0,1	8
Johannisbeeren, rot	200	90	0,0	0	0,4	20
Johannisbeeren, schwarz	200	116	0,1	0	2,0	20
Kabeljau, frisch	150	146	0,0	2	0,6	0
Kalbfleisch, mager	150	188	0,0	0	0,0	29
Kalbsbries	100	110	0,0	0	0,2	0
Kalbsherz	125	163	0,0	1	0,5	875
Kalbshirn	100	153	0,0	0	1,7	0
Kalbsleber	125	187	9,2	0	0,9	188
Kalbsleberwurst	30	135	0,7	0	0,1	8
Kalbsnieren	125	158	0,3	1	0,3	0
Karotten	200	56	3,7	0	1,2	160
Karottensaft	200	28	1,8	0	0,6	80
Kartoffeln	200	168	0,0	0	0,2	81
Kasseler Fleisch	150	411	0,5	0	0,2	29
Kefir, 3,5% F.i.Tr.	150	99	0,1	0	0,2	6
Kichererbsen, getrocknet	25	95	0,0	0	1,5	18

B1 (mg)	B2 (mg)	B12 (mg)	B3 (mg)	B9 (µg)	B6 (µg)	B5 (µg)	B7 (µg)	C (mg)	Wert
0,2	0,1	0,1	1	5	0,0	0,4	8	0	++
0,1	0,1	0,8	22	5	0,5	1,2	3	2	++
0,1	0,2	0,4	14	4	0,3	1,1	3	2	++
0,5	1,5	0,5	11	68	6,3	3,1	5	5	+++
0,4	3,1	0,9	19	438	50,0	8,8	268	31	+++++
0,1	0,4	0,5	14	15	0,5	1,5	3	3	++
0,1	0,1	0,1	1	8	0,0	0,3	9	1	++
0,1	0,0	0,1	1	6	0,0	0,3	2	40	++
0,1	0,1	0,6	14	7	1,6	0,4	3	0	++
0,1	0,1	0,2	7	2	0,6	0,2	1	0	++
0,1	0,3	0,6	11	4	10,9	1,4	6	1	+++
0,1	0,1	0,3	2	5	0,0	0,4	0	0	+
0,1	0,2	0,1	2	18	1,0	1,0	15	0	++
0,1	0,2	0,1	4	7	2,0	0,4	1	1	++
0,0	0,0	0,0	0	0	0,0	0,0	0	0	+/–
0,1	0,2	0,1	1	12	0,8	0,5	5	2	++
0,1	0,3	0,1	2	14	0,5	0,5	5	2	++
0,1	0,1	0,1	1	6	0,0	0,1	5	80	++
0,1	0,1	0,2	1	6	0,0	0,8	5	378	++
0,1	0,1	0,3	8	10	1,6	0,2	5	1	++
0,2	0,4	0,6	15	6	2,9	1,3	0	0	++
0,1	0,2	0,0	6	12	6,0	1,0	3	50	++
0,7	1,3	0,4	12	3	13,8	3,5	9	6	+++
0,1	0,3	0,2	6	11	6,0	2,3	3	23	++
0,3	3,8	1,0	21	250	100,0	10,0	63	25	+++++
0,0	0,3	0,0	2	7	2,4	0,5	3	6	++
0,5	3,1	0,6	13	83	31,3	5,0	5	16	+++
0,1	0,1	0,2	2	14	0,0	0,5	8	14	++
0,1	0,1	0,1	1	7	0,0	0,3	4	7	++
0,2	0,1	0,4	3	8	0,0	0,6	0	28	++
1,4	0,4	0,8	11	4	3,8	1,1	4	0	+++
0,1	0,3	0,1	1	6	0,8	0,5	5	2	++
0,1	0,1	0,1	2	7	0,0	0,3	1	6	+

Übersichtstabelle zu den Vitaminen

Lebensmittel	Portion (g)	kcal	A (mg)	D (µg)	E (mg)	K (µg)
Kidneybohnen, Konserve	75	150	0,0	0	0,1	94
Kiwi, 1 Stück	200	115	0,1	0	1,0	20
Knollensellerie	150	35	0,0	0	3,5	150
Kochkäse, 20% F.i.Tr.	30	33	0,0	0	0,0	1
Kohlrabi	200	52	0,1	0	0,8	1000
Kopfsalat	50	6,5	0,1	0	0,3	100
Krabben	100	106	0,0	1	4,0	0
Kürbis	150	25	0,4	0	0,2	8
Kürbiskerne	20	123	0,0	0	0,8	0
Lachs, frisch	150	332	0,1	25	1,8	0
Lachs, geräuchert	50	158	0,0	11	0,4	0
Lammfleisch	150	235	0,0	0	0,7	35
Leinsamen	20	101	0,0	0	0,6	0
Limburger, 20% F.i.Tr.	30	63	0,0	0	0,1	3
Linsen, reif, getrocknet	60	197	0,0	0	0,7	86
Maiskeimöl, 1 EL	10	93	0,0	0	3,1	5
Makrele, frisch	150	193	0,1	2	1,9	0
Makrele, geräuchert	50	147	0,1	1	0,5	0
Mandarine	200	92	0,1	0	0,6	5
Mandeln	25	154	0,0	0	6,3	0
Mango	125	89	0,5	0	1,2	13
Mangold	150	36	0,9	0	2,3	600
Matjeshering, Konserve	50	202	0,0	11	4,8	5
Miesmuscheln	100	84	0,1	0	0,8	0
Milch (1,5%), 1 Glas	200	99	0,0	0	0,1	4
Milch (3,5%), 1 Glas	200	133	0,1	0	0,2	8
Molkenkäse, 20% F.i.Tr.	30	84	0,1	0	0,3	59
Müsliriegel	50	207	0,0	0	3,7	8
Orangensaft	200	73	0,0	0	0,3	3
Orange/Apfelsine, 1 Stück	150	73	0,0	0	0,3	4
Palmöl, 1 EL	10	90	0,0	0	2,2	3
Papaya, 1 Stück	125	41	0,2	0	0,9	13
Paprikaschote, grün	200	42	0,1	0	1,3	10

B1 (mg)	B2 (mg)	B12 (mg)	B3 (mg)	B9 (µg)	B6 (µg)	B5 (µg)	B7 (µg)	C (mg)	Wert
0,3	0,1	0,2	3	22	0,0	0,2	5	0	++
0,0	0,1	0,0	1	32	0,0	0,4	1	160	++
0,1	0,1	0,3	2	11	0,0	0,4	1	14	++
0,0	0,1	0,0	1	5	0,6	0,0	2	0	+
0,1	0,1	0,2	4	17	0,0	0,2	2	128	++
0,0	0,0	0,0	0	11	0,0	0,1	1	7	++
0,1	0,0	0,1	6	6	0,9	0,4	1	2	++
0,1	0,1	0,5	3	14	0,0	0,6	1	20	++
0,0	0,0	0,0	2	5	0,0	0,1	2	0	+
0,3	0,2	1,5	15	13	4,5	1,5	5	5	+++
0,1	0,1	0,5	7	2	1,7	0,6	1	1	++
0,2	0,2	0,2	7	3	1,9	0,5	3	1	++
0,1	0,2	0,2	2	3	0,0	0,2	2	0	+
0,0	0,1	0,1	2	10	0,6	0,4	2	0	+
0,1	0,1	0,2	3	3	0,0	0,6	6	0	++
0,0	0,0	0,0	0	0	0,0	0,0	0	0	+
0,2	0,5	1,0	7	1	14,1	0,6	3	0	++
0,1	0,2	0,4	7	0	5,2	0,3	1	0	++
0,1	0,1	0,1	1	11	0,0	0,4	1	60	++
0,1	0,2	0,0	2	23	0,0	0,1	3	0	+
0,1	0,1	0,2	1	72	0,0	0,2	3	46	++
0,1	0,2	0,1	2	33	0,0	0,3	1	53	++
0,0	0,1	0,1	2	1	1,9	0,3	2	0	++
0,2	0,2	0,1	4	16	10,2	0,3	2	1	++
0,1	0,4	0,1	2	8	0,8	0,7	6	3	++
0,1	0,3	0,1	2	9	0,8	0,7	7	3	++
0,1	0,7	0,1	1	5	0,3	0,2	2	0	++
0,1	0,1	0,1	1	7	0,0	0,3	7	2	+
0,1	0,0	0,0	1	32	0,0	0,1	1	104	++
0,1	0,1	0,1	1	47	0,0	0,4	2	75	++
0,0	0,0	0,0	0	0	0,0	0,0	0	0	+
0,0	0,1	0,0	1	1	0,0	0,3	2	88	++
0,1	0,1	0,4	1	36	0,0	0,5	6	278	++

Übersichtstabelle zu den Vitaminen

Lebensmittel	Portion (g)	kcal	A (mg)	D (µg)	E (mg)	K (µg)
Paprikaschote, rot	200	57	0,7	0	5,8	10
Paranüsse	25	175	0,0	0	1,9	0
Parmesan, 45% F.i.Tr.	30	118	0,1	0	0,2	11
Pfifferlinge	200	36	0,4	4	0,1	30
Pflanzenmargarine, 1 EL	15	114	0,0	0	5,3	0
Pinienkerne	20	160	0,0	0	1,0	0
Pistazien	25	156	0,0	0	1,3	0
Portulak	150	25	0,3	0	0,8	300
Putenfleisch	150	179	0,0	0	1,4	450
Quark, 40% F.i.Tr.	150	248	0,2	0	0,4	75
Reis, ungekocht	60	220	0,0	0	0,2	12
Reiskleie, 1 EL	20	79	0,0	0	0,4	16
Rinderleber	125	169	17,7	2	0,7	56
Rindfleisch, mager	150	231	0,0	0	0,8	31
Roquefort	30	109	0,1	0	0,1	9
Rosenkohl	200	76	0,1	0	2,2	1140
Rotbarsch, frisch	150	175	0,0	4	1,9	0
Rote Bete	200	74	0,0	0	0,1	10
Rotkohl	200	47	0,0	0	1,8	200
Sanddornbeerensaft, 1 Glas	200	105	0,2	0	0,5	9
Sardelle/Anchovis, frisch	50	57	0,0	10	0,3	0
Sardine, frisch	150	255	0,0	30	0,8	0
Sardine, geräuchert	50	119	0,0	5	0,4	0
Sardine, Konserve in Öl	50	150	0,0	3	4,4	5
Sauerkraut, Konserve	200	26	0,0	0	0,2	1913
Schellfisch, frisch	150	141	0,0	0	0,7	0
Schinken, gekocht	30	65	0,0	0	0,0	0
Schinkenwurst	30	94	0,0	0	0,1	5
Scholle, frisch	150	153	0,0	3	1,3	0
Schwarzer Tee, 1 Beutel	2,75	–	0,0	0	0,1	0
Schwarzwurzeln	200	129	0,0	0	12,0	80
Schweinefleisch, mager	150	234	0,5	0	0,2	26
Schweineleber	125	199	11,3	1	0,4	38

B1 (mg)	B2 (mg)	B12 (mg)	B3 (mg)	B9 (µg)	B6 (µg)	B5 (µg)	B7 (µg)	C (mg)	Wert
0,1	0,2	0,6	2	58	0,0	0,5	6	300	++
0,3	0,0	0,0	1	4	0,0	0,1	5	0	+
0,0	0,2	0,0	2	5	0,6	0,4	1	0	+
0,1	0,6	0,1	15	40	0,0	5,0	30	12	+++
0,0	0,0	0,0	0	0	0,0	0,0	0	0	+
0,2	0,1	0,0	2	5	0,0	0,1	3	1	+
0,2	0,1	0,1	1	5	0,0	0,1	5	2	+
0,1	0,2	0,2	1	19	0,0	0,4	2	2	++
0,1	0,1	0,7	24	6	0,8	0,9	3	3	++
0,1	0,4	0,1	4	15	1,5	0,9	9	1	++
0,0	0,0	0,1	2	11	0,0	0,4	2	0	+
0,4	0,0	0,0	6	1	0,0	0,1	0	0	+
0,4	3,8	1,0	23	303	87,5	10,0	125	31	+++++
0,3	0,4	0,6	15	8	3,0	0,9	4	0	++
0,0	0,2	0,0	2	5	0,2	0,5	1	0	+
0,2	0,3	0,6	3	46	0,0	1,0	1	205	++
0,1	0,1	0,6	9	7	6,1	0,5	8	1	++
0,1	0,1	0,1	1	148	0,0	0,2	0	20	++
0,1	0,1	0,3	1	51	0,0	0,6	4	110	++
0,0	0,1	0,1	0	6	0,0	0,1	1	212	++
0,0	0,1	0,3	12	2	0,1	0,4	5	0	++
0,0	0,5	0,5	19	5	0,3	1,1	13	2	++
0,0	0,2	0,5	8	1	0,1	0,5	3	0	++
0,0	0,1	0,4	5	1	0,1	0,3	3	0	++
0,0	0,1	0,2	1	13	0,0	0,3	0	25	++
0,1	0,2	0,3	10	7	1,6	0,2	8	0	++
0,2	0,1	0,1	2	1	0,2	0,2	1	0	+
0,3	0,1	0,1	3	1	0,7	0,3	1	0	+
0,3	0,3	0,4	11	7	2,4	1,1	7	1	++
0,0	0,0	0,0	0	0	0,0	0,0	0	0	+/−
0,2	0,1	0,3	1	22	0,0	0,4	2	8	++
1,4	0,3	0,7	13	4	4,4	1,0	7	0	+++
0,4	3,9	0,8	24	110	31,0	8,5	38	29	++++

Lebensmittel	Portion (g)	kcal	A (mg)	D (µg)	E (mg)	K (µg)
Seehecht, frisch	150	143	0,0	0	0,6	0
Seezunge, frisch	150	146	0,0	4	1,3	0
Sellerie	200	30	0,0	4	1,3	0
Shiitakepilze	200	120	0,0	4	0,2	30
Sojabohnen, Konserve	75	75	0,0	0	0,1	30
Sojabohnen, getrocknet	60	224	0,0	0	0,8	109
Sonnenblumenkerne	20	118	0,0	0	0,7	0
Sonnenblumenöl, 1 EL	10	93	0,0	0	5,6	50
Spargel	200	37	0,0	0	4,2	80
Spinat	150	22	1,1	0	3,9	600
Sprotte, frisch	150	339	0,1	30	0,6	0
Sprotte, geräuchert	50	163	0,1	13	0,1	0
Steinbutt, frisch	150	148	0,0	2	1,3	0
Steinpilze	200	47	0,0	6	0,4	30
Teewurst	30	129	0,0	0	0,1	3
Thunfisch, frisch	150	183	0,7	8	1,5	0
Thunfisch, Konserve in Öl	50	138	0,2	2	4,5	5
Tilsiter, 45 % F.i.Tr.	30	107	0,1	0	0,2	8
Tintenfisch	150	135	0,1	5	1,1	0
Tomaten	200	37	0,2	0	1,9	20
Vollkornbrot, 1 Scheibe	50	108	0,0	0	0,4	13
Vollkornbrötchen	50	114	0,0	0	0,3	7
Vollkorneiernudeln, roh	60	206	0,0	0	0,5	13
Vollkornreis, ungekocht	60	213	0,0	0	0,5	24
Walnüsse	25	175	0,0	0	5,0	0
Walnussöl, 1 EL	10	90	0,0	0	4,0	50
Wassermelone	200	50	0,1	0	0,2	20
Weißkohl	200	48	0,0	0	0,4	120
Weizenkeime	20	74	0,0	0	2,2	60
Weizenkeimöl, 1 EL	10	93	0,0	0	22,0	5
Weizenkleie	20	41	0,2	0	0,5	16
Wiener Würstchen	100	273	40,0	0	0,1	7
Wirsing	200	65	0,1	0	5,0	200
Zwiebeln	150	47	0,0	0	0,2	465

B1 (mg)	B2 (mg)	B12 (mg)	B3 (mg)	B9 (µg)	B6 (µg)	B5 (µg)	B7 (µg)	C (mg)	Wert
0,1	0,3	0,4	4	15	3,2	0,3	7	0	++
0,1	0,1	0,4	9	7	2,6	0,4	7	0	++
0,1	0,1	0,4	9	7	2,6	0,4	7	0	++
0,1	0,3	0,1	4	42	0,0	5,0	30	4	+++
0,1	0,0	0,0	2	4	0,0	0,0	0	9	+
0,3	0,1	0,4	6	30	0,0	0,8	25	0	++
0,4	0,0	0,2	2	12	0,0	0,7	2	0	+
0,0	0,0	0,0	0	0	0,0	0,0	0	0	+
0,2	0,2	0,1	3	146	0,0	1,2	4	42	+++
0,2	0,3	0,3	2	83	0,0	0,4	10	75	+++
0,1	0,4	0,3	10	5	10,5	1,5	9	3	+++
0,0	0,1	0,1	4	1	4,0	0,6	2	1	++
0,0	0,2	0,4	8	7	2,4	0,7	5	0	++
0,1	0,6	0,1	15	42	0,0	5,4	30	5	+++
0,2	0,1	0,1	2	1	0,5	0,2	1	6	+
0,2	0,2	0,8	18	13	6,1	0,9	6	0	+++
0,1	0,1	0,2	5	3	1,5	0,3	1	1	++
0,0	0,1	0,0	2	5	0,6	0,2	1	0	+
0,0	0,1	0,1	7	13	6,4	0,3	2	0	++
0,1	0,1	0,2	2	40	0,0	0,6	6	44	++
0,1	0,1	0,1	2	7	0,0	0,8	2	0	+
0,1	0,1	0,1	3	7	0,0	0,4	4	0	+
0,3	0,1	0,3	4	15	0,1	0,6	5	0	++
0,2	0,0	0,4	4	8	0,0	0,8	6	0	++
0,1	0,0	0,2	1	14	0,0	0,2	5	1	+
0,0	0,0	0,0	0	0	0,0	0,0	0	0	+
0,1	0,1	0,1	1	5	0,0	3,0	8	12	++
0,1	0,1	0,3	1	72	0,0	0,5	1	90	++
0,4	0,1	0,4	2	30	0,0	0,3	3	0	++
0,0	0,0	0,0	0	0	0,0	0,0	0	0	+
0,1	0,1	0,4	5	32	0,0	0,5	8	0	++
0,3	0,1	0,2	5	2	1,0	0,4	1	20	++
0,1	0,1	0,4	2	34	0,0	0,4	0	100	++
0,1	0,1	0,2	1	20	0,0	0,2	3	15	++

Mineralstoffe, Spurenelemente

Wozu wir Mineralien und Spurenelemente brauchen, wo sie vorkommen, was sie im Organismus bewirken und wie sie funktionieren, ist leider immer noch nicht jedem bekannt, ebenso wenig wie das bei den Vitaminen der Fall ist – und dennoch sind sie für uns Menschen lebensnotwendig.

Der Mensch besteht zum größten Teil aus Wasser (bis zu 50 Prozent seines Körpergewichts) und aus Eiweiß (bestehend aus den Elementen Kohlenstoff, Sauerstoff, Wasserstoff, Stickstoff und Schwefel). Die Stabilität und Festigkeit dieser Substanzen aber werden erst durch die Mineralstoffe gewährleistet.

Kalzium und Phosphor stellen dabei den »Zement« für unser Skelett, also für Knochen und Zähne, dar; Magnesium ist für die Energiegewinnung, für den Bau von Enzymen und für die Nervenfunktionen zuständig; Natrium, Kalium und Chlor sind Bestandteile von Körperflüssigkeiten; dagegen ist Schwefel das Gleitmittel in Knorpeln, Bindegewebe und Haut. Zu etwa vier Prozent seines Körpergewichts besteht der Mensch also aus diesen sieben Mineralstoffen.

Mineralstoffe und Spurenelemente sind organische Verbindungen (einfachste Atombausteine der Natur), die vom Körper nicht selbst produziert werden können und deshalb über die Nahrung aufgenommen werden müssen, weil sie vom menschlichen Organismus für die unterschiedlichsten Funktionen benötigt werden.

Die große Wirkung minimaler Spuren

39 Spurenelemente befinden sich in unserem Körper. Diese organischen Verbindungen sind zwar ebenfalls Mineralien, werden jedoch aufgrund ihrer minimalen Konzentration und der Tatsache, dass sie nur in Spuren im Körper nachzuweisen sind, als Spurenelemente bezeichnet.

Darunter sind giftige und schädliche – wie Blei, Quecksilber und Kadmium, ebenso nutzlose und überflüssige, aber auch viele, die bestimmte Funktionen im Organismus, u.a. Stoffwechselfunktionen, steuern und für uns lebensnotwendig sind – wie z.B. Eisen, Jod und Fluor.

Mineralstoffe – Power nicht nur für Sportler

Für den Aufbau und die Funktion des Körpers sind Mineralstoffe ebenfalls unentbehrlich. Sie übernehmen, ebenso wie die Vitamine, lebensnotwendige Stoffwechselvorgänge im menschlichen Organismus. Je nach Höhe ihres Bedarfs für den Körper unterteilt man Mineralstoffe in Mengen- und Spurenelemente. Zu den Mengenelementen zählen Magnesium, Kalzium, Natrium, Kalium, Phosphor, Schwefel und Chlor. Spurenelemente sind Stoffe, die der Körper in sehr geringen Mengen benötigt: Hierzu zählen Eisen, Jod, Fluor, Kupfer, Mangan, Selen, Chrom, Zink und Molybdän. Die vielen noch unbekannten Mikronährstoffe wie z.B. Zink, Selen, Mangan und Kupfer erfüllen ebenfalls lebensnotwendige Funktionen; dennoch werden sie in der Zusammenstellung einer vitamin- und mineralstoffreichen Ernährung oft vernachlässigt.

Zubereitungs- und Lagerverluste

Mineralien und Spurenelemente sind – ebenso wie die Vitamine – empfindliche organische Verbindungen, die meist wasserlöslich sind und deshalb beim Waschen und Kochen von Lebensmitteln verloren gehen. Lange Transportwege und Lagerung über mehrere Tage vertragen Mineralstoffe und Spurenelemente ebenso wenig wie die Vitamine. Spinat verliert bereits nach zwei Tagen Lagerung bei Zimmertemperatur rund 80 Prozent seines Gehaltes, bei Blu-

menkohl beträgt der Verlust immerhin ein Viertel. Generell kann man sagen, dass die Vitamin- und Mineralstoffverluste umso größer sind, je länger die Lagerzeiten sind und je höher die Lagertemperatur ist. Lagerung, Verarbeitung und Zubereitung von Lebensmitteln sind somit die Feinde der Vitamine, Mineralstoffe und Spurenelemente. Die meisten Gemüsesorten sind am besten im Kühlschrank untergebracht, schon deswegen, weil sie dort vor Licht und Wärme geschützt sind. Eine Verpackung bewahrt zudem vor dem Austrocknen. Luftdichte Folien und Beutel bieten sich hierfür an. Verpackte Ware bietet noch einen anderen Vorteil: Bestimmte Gemüsesorten lassen nämlich andere schneller altern, wenn man sie nebeneinander lagert. Vermeiden Sie daher, Tomaten zusammen mit Gurken und Brokkoli in ein Behältnis zu geben. Die Ware verdirbt schneller.

Tomaten, Zucchini und Gurken sollten Sie im Gemüsefach (verpackt in Folien oder Behälter) unterbringen. Ananas, Bananen, Zitrusfrüchte und andere »Exoten« gehören nicht in den Kühlschrank – ebenso wenig Kartoffeln, denn dies kann einen Verlust an Mineralstoffen und Spurenelementen bedeuten. Hierfür eignet sich ein kühler Keller oder Vorratsraum.

Kalium

Wie wirkt dieser Mineralstoff?

Kalium ist zusammen mit Natrium an der Regulation des Wasserhaushalts beteiligt: Natrium bindet das Wasser, Kalium schwemmt es aus. Zudem ist es wichtig für die Herz-, Muskel- und Nerventätigkeit. Als Enzym ist es an lebensnotwendigen Reaktionen beteiligt. Kalium ist Bestandteil von Verdauungssäften.

Wie äußert sich ein Mangel?

Bei einer gesunden Ernährung treten keine Mangelsymptome auf. Auslöser dafür sind meist schwere Durchfälle oder Erbrechen oder aber die Einnahme von Abführmitteln über einen längeren Zeitraum. Denn Abführmittel entziehen dem Körper Flüssigkeit! Denselben Effekt haben wassertreibende Medikamente. Ein Kaliummangel äußert sich meist in Muskelschwäche: Es kommt zu einem Schweregefühl in den Muskeln. Außerdem kann es zu Herz-Kreislauf-Beschwerden, Verdauungsstörungen (Verstopfung) und extremem Blutdruckabfall kommen.

Ist ein Zuviel schädlich?

Zu Vergiftungen mit Kalium kann es bei Nierenschäden kommen, was zu Störungen der Herz- und Nerventätigkeit führt. Eine Kalium-vergiftung kann sich auch durch Ohrensausen, Halluzinationen und Verwirrtheit äußern.

Küchentips

Durch die Zubereitung von Lebensmitteln wird oftmals deren Kaliumgehalt zerstört. Kartoffeln laugen z.B. in reichlich Wasser gekocht aus. Deshalb sollten Sie Kartoffeln und Gemüse in wenig Wasser oder Fett dünsten oder im Dampfdruckkochtopf garen.

Wer benötigt mehr?

Wer einen hohen Blutdruck hat, sollte auf eine kaliumreiche Ernährung achten – sofern Sie nicht an einer Nierenerkrankung leiden. Als Gegenspieler von Natrium wirkt Kalium blutdrucksenkend.

Der Gesundheitstip

Sie sollten immer für einen ausgeglichenen Flüssigkeitshaushalt sorgen. Trinken Sie nach dem Sport reichlich Mineralwasser. Verzichten Sie auf Abführmittel, und entscheiden Sie sich lieber für eine ballaststoffreiche Ernährung.

Check

Leiden Sie unter Verstopfung, und nehmen Sie Abführmittel ein? Haben Sie öfter Herzbeschwerden? Sind Ihre Muskeln geschwächt? Möglicherweise ist ein Kaliummangel daran schuld!

Lebensmittel (verzehrbarer Anteil)	Portion in g	Kalorien je Portion	mg je Portion	Deckung des Bedarfs
Sojabohnen, reif, getrocknet	60	222	1044	++++
Pfifferlinge	200	36	1014	++++
Fenchel	200	48	1000	++++
Steinpilze	200	47	972	+++
Spinat	150	27	960	+++
Brokkoli	200	52	900	+++
Grünkohl	200	74	900	+++
Kartoffeln	200	168	880	+++
Champignons	200	88	860	+++
Forelle, frisch	150	176	832	+++
Rosenkohl	200	76	800	+++
Bohnen, weiß, getocknet	60	162	780	+++
Heilbutt, frisch	150	181	779	+++
Kohlrabi	200	52	760	+++
Regenbogenforelle	125	310	705	+++
Blumenkohl	200	43	700	+++
Rote Bete	200	74	700	+++
Sellerie	200	30	680	+++
Portulak	150	25	675	+++
Johannisbeeren	200	116	660	+++

Zufuhrempfehlungen für Kalium in Milligramm

Alter	Säuglinge	Kinder	Jugendliche/ Erwachsene	Schwangere ab 4. Monat	Stillende
0 bis unter 4 Monate	450				
4 bis unter 12 Monate	650				
1 bis unter 4 Jahre		1000			
4 bis unter 7 Jahre		1400			
7 bis unter 10 Jahre		1600			
10 bis unter 13 Jahre		1700			
13 bis unter 15 Jahre		1900			
			2000		

Kalzium

Wie wirkt dieser Mineralstoff?

Kalzium ist zusammen mit Phosphor der wichtigste Baustoff für Knochen und Zähne. Eine gute Kalziumversorgung beugt deshalb Osteoporose (= Knochenbrüchigkeit) vor. Außerdem erfüllt Kalzium wichtige Aufgaben im Stoffwechsel von Muskeln und Nerven. Kalzium kann zudem allergische Reaktionen lindern oder sogar verhindern.

Wie äußert sich ein Mangel?

Mangel äußert sich in einer allgemeinen Überreiztheit von Nerven und Muskeln, spürbar durch schmerzhafte Muskelkrämpfe sowie ein unwillkürliches Zucken der Augenlider, Mundwinkel oder Nasenflügel. Hinweise für einen Kalziummangel können ebenso brüchige Fingernägel mit Querrillen, ein verstärkter Haarausfall und erhöhter Blutdruck sein. Osteoporose ist u.a. die Folge einer langjährigen Unterversorgung mit Kalzium in jungen Jahren.

Ist ein Zuviel schädlich?

Ein Zuviel an Kalzium macht einem gesunden Körper normalerweise nicht zu schaffen, da überschüssiges Kalzium wieder ausgeschieden wird. Erst wenn Störungen im Stoffwechsel vorhanden sind, kann es zu Verkalkungen, z.B. der Nierengefäße, kommen.

Küchentips

Kalzium ist relativ unempfindlich gegenüber Hitze, Licht und Sauerstoff. Kalziumreiche Lebensmittel sollten dennoch möglichst frisch verzehrt werden.

Wer benötigt mehr?

Kinder und Jugendliche sowie ältere Menschen, vor allem Frauen nach der Menopause, benötigen mehr Kalzium als gesunde Erwachsene. Schwangere und stillende Frauen sollten ebenfalls auf eine ausreichende Kalziumzufuhr achten.

Der Gesundheitstip

Wussten Sie, dass Magermilchprodukte genauso viel Kalzium enthalten wie Vollmilchprodukte? Wenn Sie auf Ihre Figur achten und gleichzeitig etwas für Ihre Knochen tun möchten, bevorzugen Sie Magermilchprodukte. Milcheiweißallergiker sollten u.a. auf mit Kalzium angereicherte Säfte zurückgreifen, um ihre Kalziumzufuhr zu sichern.

Check

Fühlen Sie sich häufig gestresst? Leiden Sie an brüchigen Nägeln? Haben Sie Zahn- oder Rückenprobleme? Kalziummangel kann hierfür die Ursache sein!

Lebensmittel (verzehrbarer Anteil)	Portion in g	Kalorien je Portion	mg je Portion	Deckung des Bedarfs
Grünkohl	200	74	420	+++
Parmesan, 45% F.i.Tr.	30	118	387	+++
Bergkäse, 45% F.i.Tr.	30	125	360	+++
Emmentaler, 45% F.i.Tr.	30	125	306	+++
Kochkäse, 20% F.i.Tr.	30	33	270	++
Gouda, 45% F.i.Tr.	30	110	246	++
Milch (1,5%), 1 Glas	200	99	240	++
Milch (3,5%), 1 Glas	200	133	240	++
Edamer, 40% F.i.Tr.	30	95	240	++
Tilsiter, 45% F.i.Tr.	30	107	240	++
Fenchel	200	48	220	++
Buttermilch	200	74	220	++
Brokkoli	200	52	210	++
Butterkäse, 50% F.i.Tr.	30	104	209	++
Roquefort	30	109	199	++
Spinat	150	22	190	++
Kefir, 3,5% F.i.Tr.	150	99	180	++
Dickmilch, 3,8% F.i.Tr.	150	99	180	++
Joghurt, 3,5% F.i.Tr.	150	111	180	++
Sojabohnen, reif, getrocknet	60	222	150	+

Zufuhrempfehlungen für Kalzium in Milligramm

Alter	Säuglinge	Kinder	Jugendliche/ Erwachsene	Schwangere ab 4. Monat	Stillende
0 bis unter 4 Monate	500				
4 bis unter 12 Monate	500				
1 bis unter 4 Jahre		600			
4 bis unter 7 Jahre		700			
7 bis unter 10 Jahre		800			
10 bis unter 13 Jahre		900			
13 bis unter 15 Jahre		1000			
15 bis unter 19 Jahre			1200		
19 bis unter 25 Jahre			1000		
25 bis unter 51 Jahre			900		
51 bis unter 65 Jahre			800		
65 Jahre und älter			800		
				1200	
					1300

Magnesium

Wie wirkt dieser Mineralstoff?

Magnesium ist für den reibungslosen Ablauf unseres Energiehaushalts unentbehrlich: Die Eiweißsynthese ist gestört, und Fett und Zucker können nicht optimal abgebaut werden. Magnesium ist ein Bestandteil von mehr als 300 Enzymen, die an lebenswichtigen Reaktionen in unserem Organismus beteiligt sind. Es ist für die Muskelleistung, besonders die des Herzmuskels, das Nervensystem und die Leberzellen wichtig. Zusammen mit Kalzium, Kalium und Natrium reguliert Magnesium die Durchlässigkeit der Zellwände und damit den Transport von Nährstoffen bzw. Stoffwechselprodukten in und aus der Zelle.

Wie äußert sich ein Mangel?

Ein Mangel macht sich meist in Form von Verkrampfungen, z.B. Wadenkrämpfen, bemerkbar. Konzentrationsschwäche, Gereiztheit, nervöses Muskelzucken und Muskelzittern sind ebenfalls Anzeichen für eine Unterversorgung mit Magnesium. Herzjagen und Herzrhythmusstörungen, Nierenfunktionsstörungen und Lebererkrankungen sowie Gewichtsabnahme weisen ebenfalls auf einen Magnesiummangel hin.

Ist ein Zuviel schädlich?

Überschüssiges Magnesium wird über Nieren, Schweiß und Darmsekret ausgeschieden. Durchfälle als Zeichen einer Überdosierung verschwinden wieder, wenn die Magnesiumzufuhr gesenkt wird. Im Zweifelsfall den Arzt fragen.

Küchentips

Kochen und Braten verringern den natürlichen Magnesiumgehalt von Lebensmitteln. Als schonender erweisen sich dagegen Dünsten und Garen bei niedrigen Temperaturen.

Wer benötigt mehr?

Leistungssport, Stress, zu viel Alkohol, übermäßiges Schwitzen sowie ein hoher Alkoholkonsum erhöhen den Magnesiumbedarf. Schwangere, Stillende und Senioren benötigen mehr Magnesium.

Der Gesundheitstip

Trinken Sie Mineralwasser mit mehr als 100 Milligramm Magnesium pro Liter. Verzehren Sie Gemüse in Form von Rohkost, und essen Sie fettarm – Fett verringert die Magnesiumaufnahme.

Check

Leiden Sie an Beinkrämpfen und Herz-Kreislauf-Beschwerden? Treiben Sie Leistungssport? Nehmen Sie Abführmittel oder harntreibende Medikamente ein?

Lebensmittel (verzehrbarer Anteil)	Portion in g	Kalorien je Portion	mg je Portion	Deckung des Bedarfs
Portulak	150	25	225	++++
Sojabohnen, getrocknet	60	222	144	+++
Grünkern, volles Korn	100	343	130	+++
Seezunge, frisch	150	146	125	+++
Weizenkleie	20	41	110	++
Mangold	150	36	108	++
Kürbiskerne	20	123	107	++
Kidneybohnen, Konserve	75	150	90	++
Kohlrabi	200	52	90	++
Spinat	150	22	90	++
Sonnenblumenkerne	20	118	80	++
Vollkorneiernudeln, roh	60	206	79	++
Bohnen, weiß, getrocknet	60	162	78	++
Paranüsse	25	175	75	++
Steinbutt, frisch	150	148	72	++
Vollkornreis, ungekocht	60	213	72	++
Garnelen	100	106	70	++
Krabben	100	106	70	++
Erbsen, reif	60	210	70	++
Leinsamen	20	101	70	++

Zufuhrempfehlungen für Magnesium in Milligramm

Alter	Säuglinge	Kinder	Jugendliche/ Erwachsene	Schwangere ab 4. Monat	Stillende
0 bis unter 4 Monate	40				
4 bis unter 12 Monate	60				
1 bis unter 4 Jahre		80			
4 bis unter 7 Jahre		120			
7 bis unter 10 Jahre		170			
10 bis unter 13 Jahre		230…250			
13 bis unter 15 Jahre		250…310			
15 bis unter 19 Jahre			400…350		
19 bis unter 25 Jahre			350…300		
25 bis unter 51 Jahre			350…300		
51 bis unter 65 Jahre			350…300		
65 Jahre und älter			350…300		
				300	
					375

Phosphor

Wie wirkt dieser Mineralstoff?

Phosphor ist, ähnlich wie Kalzium, ein unverzichtbarer Mineralstoff für unsere Knochen und Zähne. Seine Hauptaufgabe besteht jedoch darin, Energie aus den Hauptnährstoffen zu produzieren und zu übertragen. Diese Energie benötigen wir für jegliche Art des Handelns, beispielsweise Gehen, Stehen, Schlafen, Sprechen etc.

Wie äußert sich ein Mangel?

Ein Phosphormangel ist unwahrscheinlich, weil Phosphor in fast allen Lebensmitteln in unterschiedlichen Mengen enthalten ist. Bei extrem einseitigen Schlankheitsdiäten, bei Nierenerkrankungen, bei Vitamin-D-Mangel oder einer Überfunktion der Nebenschilddrüsen kann es zu Knochenverformungen und Wachstumsstörungen (vor allem bei Kindern) bis hin zur Muskelschwäche und Herzstörungen kommen.

Ist ein Zuviel schädlich?

Sie sollten eine hohe Phosphorzufuhr (über 4 Gramm pro Tag) vermeiden. Zum einen wird dadurch die Kalziumaufnahme des Körpers gestört, was zu Mangelsymptomen, wie sie bei Kalzium beschrieben wurden, führen kann.

Zum anderen werden die Nieren überlastet, was eine Verkalkung zur Folge haben kann.

Küchentips

Die Phosphoraufnahme wird durch Vitamin-D-reiche Lebensmittel begünstigt. Da gepökelte Lebensmittel relativ viel Phosphor in Form von Phosphat enthalten, sollten Sie diese zu Gunsten Ihres Kalziumhaushalts eher selten verzehren.

Wer benötigt mehr?

Ein erhöhter Phosphorbedarf ergibt sich für Leistungssportler, die viel Energie verbrauchen. Durch eine normale Ernährung wird dieser zusätzliche Bedarf jedoch problemlos gedeckt.

Der Gesundheitstip

Mit einer eiweißreichen Kost durch Milchprodukte, Fleisch und Fisch sorgen Sie für eine optimale Phosphoraufnahme. Gleichzeitig führen Sie Ihrem Körper Kalzium und Vitamin D zu! Damit erreichen Sie ein gesundes Kalzium-Phosphor-Verhältnis. (Es sollte zwischen 1:1 und 1:2 liegen.)

Check

Fühlen Sie sich öfter erschöpft und matt? Fehlt Ihnen die Antriebskraft? Haben Sie Probleme mit Ihren Knochen und Zähnen?

Lebensmittel (verzehrbarer Anteil)	Portion in g	Kalorien je Portion	mg je Portion	Deckung des Bedarfs
Frankfurter Würstchen	100	286	470	+++
Schweineleber	125	199	463	++
Rinderleber	125	169	450	++
Forelle, frisch	150	176	424	++
Makrele, frisch	150	193	417	++
Grünkern, volles Korn	100	343	410	++
Lachs, frisch	150	332	405	++
Kalbsleber	125	187	400	++
Kalbsbries	100	110	400	++
Bachsaibling	150	162	399	++
Hering, frisch	150	182	398	++
Hähnchenleber	125	183	375	++
Heilbutt, frisch	150	181	371	++
Regenbogenforelle	125	310	360	++
Flunder, frisch	150	144	359	++
Barsch, frisch	150	152	357	++
Seezunge, frisch	150	146	357	++
Rotbarsch, frisch	150	175	356	++
Kalbshirn	100	153	350	++
Sojabohnen, reif, getrocknet	60	222	342	++

Zufuhrempfehlungen für Phosphor in Milligramm

Alter	Säuglinge	Kinder	Jugendliche/ Erwachsene	Schwangere ab 4. Monat	Stillende
0 bis unter 4 Monate	250				
4 bis unter 12 Monate	500				
1 bis unter 4 Jahre		800			
4 bis unter 7 Jahre		1000			
7 bis unter 10 Jahre		1200			
10 bis unter 13 Jahre		1400			
13 bis unter 15 Jahre		1500			
15 bis unter 19 Jahre			1600		
19 bis unter 25 Jahre			1500		
25 bis unter 51 Jahre			1400		
51 bis unter 65 Jahre			1200		
65 Jahre und älter			1200		
				1600	
					1700

Natrium

Wie wirkt dieser Mineralstoff?

Natrium regelt zusammen mit Chlor bzw. Chlorid den körpereigenen Wasser- und Elektrolythaushalt. Sie sorgen dafür, dass die Gewebespannung außerhalb der Zellen immer gleich bleibt, indem sie einen bestimmten Druck in der Flüssigkeit aufrechterhalten. Natrium ist unentbehrlich für die Funktion von Muskel- und Nervenzellen sowie für den Transport von Zucker und Eiweißbestandteilen (Aminosäuren) in die Körperzellen. Darüber hinaus ist es Bestandteil von Enzymen und Verdauungssäften. Ein Teil des körpereigenen Natriums liegt in der Knochensubstanz gebunden vor.

Wie äußert sich ein Mangel?

Hohe Flüssigkeitsverluste (durch starkes Schwitzen, Erbrechen und Durchfall) können einen Mangel nach sich ziehen. Signale eines Natriummangels sind Muskelkrämpfe und Kopfschmerzen.

Ist ein Zuviel schädlich?

Die Nieren eines gesunden Menschen passen sich einer mehr oder weniger hohen Natriumzufuhr ohne Probleme an. Wichtig ist eine ausreichende Flüssigkeitszufuhr. Denn Salz (Natriumchlorid) bindet Wasser! Extrem hohe Salzmengen können allerdings zu lebensgefährlichen Situationen führen: Austrocknung, Atem- und Herzstörungen. Alle, die an einer Nieren- oder Herzerkrankung oder an Bluthochdruck leiden, sollten die empfohlene Natriumzufuhr in Form von Salz nicht überschreiten.

Küchentips

Auch wenn Salz in hohen Mengen gut verträglich ist, sollten Sie beim Würzen sparsam damit umgehen. Ersetzen Sie Salz – Ihren Nieren und Ihrem Blutdruck zuliebe – durch andere Gewürze und frische Kräuter. Eine Prise Salz genügt, um den Geschmack eines Gerichts hervorzuheben.

Wer benötigt mehr?

Für Erwachsene werden 2 Gramm Natrium täglich (das entspricht etwa 5 Gramm Kochsalz) empfohlen. Nach Flüssigkeitsverlusten ist der Bedarf entsprechend erhöht.

Der Gesundheitstip

Bevorzugen Sie Speisen, die aus frischen oder tiefgekühlten Produkten zubereitet wurden; sie enthalten weniger Salz.

Check

Überprüfen Sie Ihr »Salzverhalten«! Verbannen Sie den Salzstreuer vom Tisch!

Chlor

Wie wirkt dieser Mineralstoff?

Vielen von uns ist Chlor als giftiges Gas bekannt, das für Desinfektionszwecke zugesetzt wird. In unserem Körper übernimmt Chlor, immer als Chlorid, lebenswichtige Funktionen. Es hält zusammen mit Natrium und Kalium die Gewebespannung aufrecht, damit überhaupt Stoffe in und aus den Zellen transportiert werden können. Als Bestandteil der Magensalzsäure sorgt Chlor für eine gesunde Magen-Darm-Flora und unterstützt die Eiweißverdauung. Darüber hinaus ist Chlor Bestandteil verschiedener Enzyme.

Wie äußert sich ein Mangel?

Ein Mangel kann nach schwerem und lang anhaltendem Erbrechen, nach Durchfällen und extremem Schwitzen auftreten, also immer nach großen Flüssigkeitsverlusten. Starke Verluste ziehen eine schwere Störung des Säure-Basen-Haushalts nach sich, geringere äußern sich durch Kopfschmerzen, Muskelkrämpfe oder Kreislaufbeschwerden.

Ist ein Zuviel schädlich?

Überschüssiges Chlor wird beim gesunden Menschen problemlos über die Nieren mit dem Urin ausgeschieden. Ein ständiger Chlorüberschuss, der durch eine überhöhte Kochsalzzufuhr (Natriumchlorid) verursacht wird, sollte aber dennoch vermieden werden.

Küchentips

Hier gilt dasselbe wie beim Natrium: Gehen Sie beim Würzen sparsam mit Salz um! Das ist der beste Weg, um auf Dauer eine angemessene Chlorzufuhr zu sichern. 5 Gramm Kochsalz entsprechen etwa 3 Gramm Chlor.

Wer benötigt mehr?

All diejenigen, die durch Krankheit hohe Flüssigkeitsverluste erlitten haben. Vor allem Bulimiekranke müssen ihre Flüssigkeitsverluste ausgleichen!

Der Gesundheitstip

Trinken Sie viel nach Magen-Darm-Infekten, die von Erbrechen und Durchfällen begleitet waren. Empfehlenswert sind Brühe und Mineralwasser mit relativ hohem Kochsalzgehalt.

Check

Ist Ihr Blutdruck erhöht? Dann gehören Sie zu denjenigen, die besonderen Wert auf ihre tägliche Salzzufuhr legen müssen! Es ist möglich, dass Ihr Körper auf Kochsalz empfindlich reagiert und der Blutdruck dadurch erhöht wird.

Schwefel

Wie wirkt dieser Mineralstoff?

Schwefel ist Bestandteil wichtiger Aminosäuren und damit einer Vielzahl von Eiweißstoffen wie z.B. von Keratin und Insulin. Deshalb ist es zum einen an der Bildung von Binde- und Stützgewebe und zum anderen am Abbau von Zucker beteiligt. Darüber hinaus enthalten auch einige Vitamine (Thiamin, Biotin) Schwefel. Außerdem ist Schwefel Bestandteil von Heparin und dadurch an der Blutgerinnung beteiligt.

Wie äußert sich ein Mangel?

Ein Mangel an diesem Mineralstoff ist bisher nicht bekannt. Da Schwefel immer an Eiweißstoffe gebunden ist, würde ein Schwefelmangel immer nur in Verbindung mit einem Eiweißmangel auftreten.

Ist ein Zuviel schädlich?

Überschüssiger Schwefel wird über die Nieren wieder ausgeschieden. Zu viel Schwefel aus Eiweißstoffen kann im Organismus zu einer Bildung von unlöslichen Kupfer-Molybdän-Schwefel-Verbindungen führen, was einen Kupfermangel nach sich zieht. Anders dagegen verhält sich Schwefel, der in Form von Sulfit über die Nah-

rung aufgenommen wird. Diese Verbindung wird Trockenfrüchten und Weinen zur Konservierung zugesetzt. Sulfit kann jedoch unerwünschte Reaktionen im Körper auslösen. Es zerstört z.B. Vitamin B1 und blockiert Eiweißstoffe sowie Kohlenhydrate.

Küchentips

Verwenden Sie Trockenfrüchte, die frei von Schwefel sind. Weine aus ökologischem Anbau enthalten normalerweise keine Sulfite.

Wer benötigt mehr?

Es gibt bisher keine Bedarfszahlen für diesen Mineralstoff. Fest steht, dass mit einer eiweißreichen Nahrung auch die notwendige Schwefelmenge aufgenommen wird, die der Organismus benötigt, damit die entsprechenden biochemischen Reaktionen ungestört ablaufen können.

Der Gesundheitstip

Achten Sie beim Kauf von Lebensmitteln auf den Zusatzstoff Sulfit. Er kann bei manchen Menschen zu unerwünschten Nebenwirkungen führen.

Check

Erhöht sich nach dem Genuss von Wein oder Früchtebrot Ihr Pulsschlag, oder bekommen Sie danach gar Kopfschmerzen?

Chrom

Wie wirkt dieses Spurenelement?

Chrom ist entscheidend an der Regulation des Blutzuckerspiegels beteiligt: Es ist Bestandteil des sogenannten Glukose-Toleranzfaktors, der zusammen mit Insulin dafür sorgt, dass der Blutzuckerspiegel nach einer Mahlzeit nicht zu schnell und zu stark ansteigt und auch nicht wieder zu schnell absinkt. Da Insulin zusammen mit Glukagon auch den Fettstoffwechsel regelt, hat Chrom einen Einfluss auf den Cholesterinspiegel des Blutes. Während der Schwangerschaft sinken die Chromwerte im Blutplasma. Das bedeutet, dass der Fötus Chrom für sein Wachstum benötigt. Außerdem wird vermutet, dass Chrom einen Einfluss auf die Hornhaut des Auges hat.

Wie äußert sich ein Mangel?

Da Chrom nicht leicht vom Körper aufgenommen wird, kommt es durch den Verzehr von weißem Zucker und ausgemahlenen Mehlen leicht zu einer Unterversorgung mit diesem Spurenelement. Vor allem ein hoher Zuckerkonsum wirkt sich nachteilig aus, denn Zucker enthält kein Chrom, benötigt jedoch relativ viel für seinen Abbau (Insulin!). Ein Mangel äußert sich über erhöhte Blutzuckerwerte und Gewichtsverluste. Untersuchungen weisen darauf hin, dass ein Chrommangel einen überhöhten Cholesterinspiegel verursachen kann. In der Schwangerschaft kann dies zu Wachstumsstörungen beim ungeborenen Kind führen.

Ist ein Zuviel schädlich?

Eine Chromvergiftung kann bei Menschen auftreten, die in der Industrie mit Chromsalzen oder Chromsäure zu tun haben. Hautveränderungen, Durchfall, Kreislaufkollaps, heftige Bauchschmerzen und blutiges Erbrechen sind entsprechende Symptome.

Wer benötigt mehr?

Diabetiker und Schwangere sollten auf ihren Chromstatus achten.

Küchentips

Bevorzugen Sie unbehandelte, vollwertige Produkte für die Mahlzeitenzubereitung.

Der Gesundheitstip

Mischen Sie Weizenkeime unter Ihr Vollkornmüsli, und essen Sie Käse – auf diese Weise ist Ihre Chromzufuhr gesichert.

Check

Sind Ihre Cholesterinwerte erhöht, oder leiden Sie an grauem Star?

Eisen

Wie wirkt dieses Spurenelement?

Ohne Eisen könnte kein roter Blutfarbstoff (Hämoglobin) gebildet und damit kein Sauerstoff im Blut transportiert werden. Herz, Muskeln, Leber und Gehirn würden also mit Sauerstoff unterversorgt sein. Ebenso könnten die Schilddrüse und das zentrale Nervensystem nicht ohne Eisen reibungslos funktionieren. Darüber hinaus benötigt unser Körper Eisen zur Stärkung des Immunsystems und zur Energiegewinnung.

Wie äußert sich ein Mangel?

Durch Blutverluste und schlechte Ernährung kann es zu einem Eisenmangel kommen. Er äußert sich in den Anzeichen einer Blutarmut: Erschöpfungszuständen, Abgeschlagenheit, Krankheitsanfälligkeit, Haarausfall und Blässe.

Ist ein Zuviel schädlich?

Eine hohe Eisenzufuhr über längere Zeit kann zu Organschäden z.B. der Leber führen. Deshalb sollten Sie eine zusätzliche Einnahme von Eisenpräparaten unbedingt vom Arzt überwachen lassen.

Kuchentips

Eisen kommt in der Nahrung in zwei Formen vor: als zweiwertiges Eisen oder Häm-Eisen im Fleisch und als dreiwertiges Eisen oder Nicht-Häm-Eisen in pflanzlichen Nahrungsmitteln. Häm-Eisen ist wesentlich besser verwertbar für den Organismus als Nicht-Häm-Eisen. Vitamin C verbessert die Aufnahme von Nicht-Häm-Eisen, während schwarzer Tee oder Kaffee die Eisenaufnahme verschlechtert.

Wer benötigt mehr?

Frauen und Mädchen in der Pubertät haben aufgrund der monatlichen Menstruationsblutungen einen stark erhöhten Eisenbedarf. Schwangere Frauen benötigen mehr Eisen, da der Fötus Eisen für seine eigene Sauerstoffversorgung abzweigt. Ältere Personen leiden oft an einer zu geringen Magensäureproduktion. Für sie ist der Eisenbedarf ebenfalls erhöht.

Der Gesundheitstip

Dunkles rotes Fleisch ist eisenreicher als helles. Vor allem Vegetarier sollten Vitamin-C-reiche Getränke zu Vollkorn- oder Gemüsegerichten trinken, um den Eisengehalt optimal zu nutzen.

Check

Fühlen Sie sich häufig müde und erschöpft? Leiden Sie unter Durchblutungsstörungen? Reißen Ihre Mundwinkel oft ein?

Lebensmittel (verzehrbarer Anteil)	Portion in g	Kalorien je Portion	mg je Portion	Deckung des Bedarfs
Entenleber	125	178	38	+++++
Schweineleber	125	199	28	+++++
Kalbsnieren	125	158	14	++++
Pfifferlinge	200	36	13	++++
Hähnchenleber	125	183	11	++++
Kalbsleber	125	187	10	++++
Rinderleber	125	169	9	+++
Austern, ohne Schale	125	76	8	+++
Jacobsmuscheln	100	85	8	+++
Portulak	150	25	5	+++
Sojabohnen, reif, getrocknet	60	222	5	+++
Spinat	150	22	5	+++
Fenchel	200	48	5	+++
Miesmuscheln	100	84	5	+++
Schwarzwurzeln	200	129	5	+++
Kalbsherz	125	163	5	+++
Gänseleberpastete	30	82	5	+++
Grünkern, volles Korn	100	343	4	++
Mangold	150	36	4	++
Grünkohl	200	74	4	++

Zufuhrempfehlungen für Eisen in Milligramm

Alter	Säuglinge	Kinder	Jugendliche/ Erwachsene	Schwangere ab 4. Monat	Stillende
0 bis unter 4 Monate	6				
4 bis unter 12 Monate	8				
1 bis unter 4 Jahre		8			
4 bis unter 7 Jahre		8			
7 bis unter 10 Jahre		10			
10 bis unter 13 Jahre		12…15			
13 bis unter 15 Jahre		12…15			
15 bis unter 19 Jahre			12…15		
19 bis unter 25 Jahre			10…15		
25 bis unter 51 Jahre			10…15		
51 bis unter 65 Jahre			10…10		
65 Jahre und älter			10…10		
				30	
					20

Zink

Wie wirkt dieses Spuren-element?

Zink ist Bestandteil von etwa 160 verschiedenen Enzymen des Kohlenhydrat- und Proteinstoffwechsels. Es ist an der Insulinproduktion beteiligt und wichtig für das Immunsystem. Zink spielt eine wichtige Rolle für die Stabilisation der Zellmembranen und ist darüber hinaus für die Fruchtbarkeit des Mannes unentbehrlich. Schließlich wirkt sich Zink positiv auf das Gewebewachstum und vor allem das Haarwachstum aus.

Wie äußert sich ein Mangel?

Ein Zinkmangel tritt wesentlich häufiger auf als angenommen. Er äußert sich über eine gestörte Wundheilung, Beeinträchtigung beim Sehen, Hauterkrankungen und Haarausfall. Es kann außerdem zu Wachstumsstörungen (Minderwuchs) kommen.

Ist ein Zuviel schädlich?

Extrem hohe Mengen an Zink (z.B. 150 Milligramm pro Tag) können durch Zinkpräparate oder Lebensmittel, die in zinkhaltigen Gefäßen aufbewahrt worden sind, zu einer Vergiftung führen. Als Folge davon können Magen-Darm-Störungen auftreten. Wird über einen längeren Zeitraum zu viel Zink eingenommen, können Probleme mit der Muskelkoordination, Nierenversagen oder Blutarmut entstehen.

Küchentips

Bevorzugen Sie Vollkornmehle und ganze Getreidekörner, denn sie enthalten mehr Zink als ausgemahlene Mehle oder geschälte Körner. Lebensmittel nicht in zinkhaltigen Gefäßen aufbewahren.

Wer benötigt mehr?

Wer viel Alkohol trinkt oder Diabetiker ist, braucht mehr Zink. Außerdem sollten Personen mit Hauterkrankungen besonders auf eine ausreichende Versorgung mit Zink achten. Auch Sportler, Schwangere und Stillende benötigen mehr Zink.

Der Gesundheitstip

Aus tierischen Produkten wird Zink leichter aufgenommen als aus pflanzlichen. Kalzium, Phosphor, Eiweiß und Vitamin A erhöhen die Zinkresorption. Kombinieren Sie Getreide und grüne Gemüsesorten, Karotten und Fisch oder Fleisch miteinander.

Check

Leiden Sie unter brüchigen Nägeln, Haarausfall, Schuppenflechte oder Hautekzemen?

Lebensmittel (verzehrbarer Anteil)	Portion in g	Kalorien je Portion	mg je Portion	Deckung des Bedarfs
Austern, ohne Schale	125	76	50,0	+++++
Kalbsleber	125	187	10,0	++++
Schweineleber	125	199	7,5	++++
Regenbogenforelle	125	310	7,2	++++
Rinderleber	125	169	6,3	++++
Rindfleisch, mager	150	231	6,2	++++
Hähnchenherz	100	173	5,0	+++
Barsch, frisch	150	152	4,5	+++
Kalbfleisch, mager	150	186	4,4	+++
Sardine, frisch	150	255	4,1	+++
Kasseler Fleisch	150	411	3,9	++
Hähnchenleber	125	183	3,8	++
Schweinefleisch, mager	150	234	3,6	++
Grünkern, volles Korn	100	343	3,5	++
Entenleber	125	178	3,1	++
Weizenkleie	20	41	3,0	++
Thunfisch, frisch	150	183	2,9	++
Lammfleisch	150	235	2,7	++
Putenfleisch	150	179	2,7	++
Hähnchenschenkel	150	170	2,6	++

Zufuhrempfehlungen für Zink in Milligramm

Alter	Säuglinge	Kinder	Jugendliche/ Erwachsene	Schwangere ab 4. Monat	Stillende
0 bis unter 4 Monate	5				
4 bis unter 12 Monate	5				
1 bis unter 4 Jahre		7			
4 bis unter 7 Jahre		10			
7 bis unter 10 Jahre		11			
10 bis unter 13 Jahre		12…12			
13 bis unter 15 Jahre		15…12			
				15	
					22

Kupfer

Wie wirkt dieses Spurenelement?

Kupfer ist Bestandteil unterschiedlicher Enzyme, die in unserem Organismus biochemische Reaktionen auslösen bzw. sie am Laufen halten. Die Hauptaufgabe besteht in seiner Beteiligung an der Bildung des roten Blutfarbstoffs (Hämoglobin): Ohne Kupfer kann Eisen nicht darin eingelagert werden. Darüber hinaus ist Kupfer an der Bildung von Pigmenten beteiligt. Außerdem ist dieses Spurenelement in den meisten Antikörpern enthalten und hat somit einen Einfluss auf die körpereigene Abwehr.

Wie äußert sich ein Mangel?

Störungen durch Kupfermangel kommen selten vor und äußern sich durch Symptome wie beim Eisenmangel. Ein Mangel kann durch starke Blutverluste oder eine einseitigen Ernährung auftreten.

Ist ein Zuviel schädlich?

Sehr hohe Kupfermengen können zu Schädigungen in Leber und Gehirn führen. Kupfervergiftungen aufgrund einer extrem kupferreichen Ernährung treten im Prinzip nicht auf. Es kann zu einer Anreicherung des Trinkwassers durch Kupfer kommen, wenn das Wasser durch Kupferrohre fließt, was bei Kindern zu schwerwiegenden Folgen führen kann. Die Schleimhäute von Rachen, Speiseröhre und Magen werden stark gereizt, wodurch Erbrechen verursacht werden kann.

Küchentips

Verwenden Sie für Salate oder andere Speisen, die mit Essig oder Zitrone angemacht sind, keine Kupfergefäße. Säure löst Kupfer aus den Gefäßen, was zu einer hohen Anreicherung führen kann.

Wer benötigt mehr?

Über einen Mehrbedarf bestimmter Personengruppen gibt es noch keine genauen Kenntnisse.

Der Gesundheitstip

Ernähren Sie sich ausgewogen, und verwenden Sie möglichst häufig unverarbeitete Lebensmittel (Vollkornprodukte, frisches Obst und Gemüse). Das ist der beste Garant für eine gute Kupferversorgung.

Check

Leiden Sie an Gelenkentzündungen, und/oder sind Sie besonders anfällig für Krankheiten? Leiden Sie an Herzbeschwerden? Fühlen Sie sich antriebsarm, und sind Sie blass? Fallen Ihre Haare aus, oder werden sie grau?

Lebensmittel (verzehrbarer Anteil)	Portion in g	Kalorien je Portion	mg je Portion	Deckung des Bedarfs
Kalbsleber	125	187	10,0	+++++
Entenleber	125	178	7,5	+++++
Austern, ohne Schale	125	76	4,5	+++++
Schweineleber	125	199	3,8	+++++
Rinderleber	125	169	3,8	+++++
Jacobsmuscheln	100	85	3,6	+++++
Gänseleberpastete	30	82	1,3	++++
Vollkornbrötchen	50	114	1,2	++++
Cashewnüsse	25	148	0,9	++++
Tintenfisch	150	135	0,8	++++
Champignons	200	88	0,8	++++
Acerolasaft, 1 Glas	200	48	0,6	+++
Steinpilze	200	47	0,6	+++
Pfifferlinge	200	36	0,6	+++
Shiitakepilze	200	60	0,6	+++
Schwarzwurzeln	200	129	0,6	+++
Hähnchenleber	125	183	0,5	+++
Kalbsnieren	125	158	0,5	+++
Erbsen, frisch	200	174	0,5	+++
Bohnen, weiß, getrocknet	60	162	0,5	+++

Zufuhrempfehlungen für Kupfer in Milligramm

Alter	Säuglinge	Kinder	Jugendliche/ Erwachsene	Schwangere ab 4. Monat	Stillende
0 bis unter 4 Monate	0,4 bis 0,6				
4 bis unter 12 Monate	0,6 bis 0,7				
1 bis unter 4 Jahre		0,7 bis 1,0			
4 bis unter 7 Jahre		1,0 bis 1,5			
7 bis unter 10 Jahre		1,0 bis 2,0			
10 bis unter 15 Jahre		1,5 bis 2,5			
			1,5 bis 3,0		

Mangan

Wie wirkt dieses Spurenelement?

Mangan ist am Aufbau von Knochen, Zähnen und Bindegewebe beteiligt. Als Bestandteil zahlreicher Enzyme steigert es die Aufnahme von Vitamin B1 aus der Nahrung. Dieses Spurenelement sorgt in der Leber dafür, dass Umweltgifte unschädlich gemacht werden und keinen Schaden im Organismus anrichten können.

Wie äußert sich ein Mangel?

Ein Mangel an Mangan wurde bisher nicht beobachtet. In Tierversuchen wurde lediglich festgestellt, dass ein Mangel zu Wachstumsstörungen, Skelettveränderungen, Unfruchtbarkeit und Nervenerkrankungen führen kann. Zu einem leichten Manganmangel kann es beim Menschen kommen, wenn viel Kalzium, Eisen und Phosphat aufgenommen werden. Diese Mineralstoffe konkurrieren mit Mangan um den Transport durch die Darmschleimhaut.

Ist ein Zuviel schädlich?

Eine Überdosierung durch die Nahrung konnte bisher nicht festgestellt werden. Lediglich Arbeiter in der Mangan verarbeitenden Industrie, die erhöhte Manganwerte im Blut aufwiesen, klagten über Müdigkeit, Schwindel und Gleichgewichtsstörungen.

Küchentips

Verzehren Sie Gemüse möglichst roh, in Form von Salaten, oder schonend gegart, um Verlusten vorzubeugen.

Wer benötigt mehr?

Über einen Mehrbedarf bestimmter Personengruppen gibt es keine genauen Kenntnisse. Es steht allerdings fest, dass alle, die viel Milch trinken und Fleisch essen, mehr Mangan brauchen als vergleichsweise Vegetarier oder Veganer.

Der Gesundheitstip

Teetrinker brauchen sich um ihre Manganversorgung keine Sorgen zu machen. Wer zudem noch ein Müslifan ist, hat morgens schon seine Manganzufuhr bestens geregelt, denn Vollkornprodukte und Nüsse sind Manganlieferanten! Bereiten Sie sich ein Müsli aus Haferflocken, Weizenkeimen, Hasel- und Walnüssen zu, gemischt mit frischen Früchten.

Check

Leiden Sie unter Rheuma? Können Sie trotz Kinderwunsch keine Kinder bekommen? Sind Sie Allergiker? Ein Manganmangel könnte die Ursache dafür sein.

Lebensmittel (verzehrbarer Anteil)	Portion in g	Kalorien je Portion	mg je Portion	Deckung des Bedarfs
Heidelbeeren	200	187	6,6	+++++
Grünkern, volles Korn	100	343	3,0	+++++
Schwarzer Tee, 1 Beutel	2,75	–	2,2	+++++
Haferflocken	40	154	2,0	+++++
Rote Bete	200	74	2,0	+++++
Weizenkeime	20	74	2,0	+++++
Edelkastanie	50	85	1,9	++++
Johannisbeeren	200	116	1,4	++++
Früchte-, Kräutertee, Grüner Tee, 1 Beutel	2,75	–	1,4	++++
Bohnen, weiß, getrocknet	60	162	1,2	++++
Bohnen, dick, getrocknet	60	178	1,2	++++
Brombeeren	200	108	1,2	++++
Spinat	150	22	1,2	++++
Johannisbeeren, rot	200	90	1,2	++++
Reis, ungekocht	60	220	1,2	++++
Müsliriegel	50	207	1,1	++++
Haselnüsse	25	170	1,1	++++
Grünkohl	200	74	1,1	++++
Erbsen, frisch	200	174	1,0	++++
Linsen, getrocknet	60	197	1,0	++++

Zufuhrempfehlungen für Mangan in Milligramm

Alter	Säuglinge	Kinder	Jugendliche/ Erwachsene	Schwangere ab 4. Monat	Stillende
0 bis unter 4 Monate	0,3 bis 0,6				
4 bis unter 12 Monate	0,6 bis 1,0				
1 bis unter 4 Jahre		1,0 bis 1,5			
4 bis unter 7 Jahre		1,5 bis 2,0			
7 bis unter 10 Jahre		2,0 bis 3,0			
10 bis unter 15 Jahre		2,0 bis 5,0			
			2,0 bis 5,0		

Fluor

Wie wirkt dieses Spurenelement?

Fluor sorgt für Stabilität von Knochen und Zähnen, steigert also die Festigkeit der Zahnsubstanz. Da es die Ansammlung von Mundbakterien verhindert, kommt diesem Spurenelement eine besondere Bedeutung für die Kariesprophylaxe zu. Außerdem spielt Fluor eine wichtige Rolle bei der Vorbeugung von Osteoporose. In der Schwangerschaft verbessert es die Eisenaufnahme. Darüber hinaus beeinflusst Fluor die Bildung und das Wachstum von Muskeln, Bändern, Haut und Haaren.

Wie äußert sich ein Mangel?

Ein Mangel an Fluor kann, in Abhängigkeit von der übrigen Ernährung, zu schwerwiegenden Zahnschäden führen.

Ist ein Zuviel schädlich?

Eine Überdosierung wird durch weiße Flecken auf den Zähnen – Dentalfluorose genannt – sichtbar. Sehr hohe Fluorgaben können von Knochenverformungen zur Verkalkung der Gelenkkapseln bis zur Verkrüppelung führen. Zu viel Fluor verschlechtert die Jod- und Chloraufnahme. Das kann zur Herabsetzung der Schilddrüsenfunktion führen. Extreme Fluoridmengen verursachen Übelkeit und Erbrechen.

Küchentips

Verwenden Sie jodiertes und fluoridiertes Speisesalz. Damit decken Sie Ihren Bedarf und beugen Karies und Osteoporose vor.

Wer benötigt mehr?

In Abhängigkeit vom Fluorgehalt des Trinkwassers muss über die Nahrung Fluor zugeführt werden. Fluoridgehalte unter 0,3 Milligramm pro Liter erhöhen den Fluorbedarf um 1 Milligramm pro Tag. Befinden sich die Gehalte zwischen 0,3 und 0,7 Milligramm, sollten Sie Ihre Zufuhr um 0,5 Milligramm pro Tag steigern.

Der Gesundheitstip

Verwenden Sie fluoridiertes Speisesalz, und trinken Sie schwarzen Tee – die Bioverfügbarkeit ist darin besonders hoch – oder fluoridreiche Mineralwässer. Erkundigen Sie sich bei Ihrem Wasseramt über den Fluorgehalt im Trinkwasser, und versuchen Sie, den Bedarf durch die Auswahl an Lebensmitteln anzupassen.

Check

Haben Sie mindestens einmal im Jahr Probleme mit Ihren Zähnen, und leiden Sie unter Knochenproblemen wie Knochenbrüchigkeit?

Lebensmittel (verzehrbarer Anteil)	Portion in g	Kalorien je Portion	µg je Portion	Deckung des Bedarfs
Lachs, frisch	150	332	870	++++
Bachsaibling	150	162	870	++++
Kabeljau, frisch	150	153	716	+++
Hering, frisch	150	182	604	+++
Sprotte, frisch	150	339	525	+++
Sardine, frisch	150	255	525	+++
Makrele, frisch	150	193	520	+++
Bückling, Konserve	125	300	450	++
Thunfisch, frisch	150	183	427	++
Lachs, geräuchert	50	158	393	++
Heilbutt, frisch	150	181	388	++
Seehecht, frisch	150	143	386	++
Flunder, frisch	150	144	359	++
Seezunge, frisch	150	146	341	++
Steinbutt, frisch	150	148	322	++
Schellfisch, frisch	150	141	287	+
Schwarzer Tee, 1 Beutel	2,75	–	285	+
Forelle, frisch	150	176	266	+
Sardine, geräuchert	50	119	254	+
Kalbsnieren	125	158	250	+

Zufuhrempfehlungen für Fluorid in Mikrogramm

Alter	Säuglinge	Kinder	Jugendliche/ Erwachsene	Schwangere ab 4. Monat	Stillende
0 bis unter 4 Monate	100 bis 500				
4 bis unter 12 Monate	200 bis 1000				
1 bis unter 2 Jahre		500 bis 1500			
2 bis unter 3 Jahre		500 bis 1500			
3 bis unter 6 Jahre		1000 bis 2500			
6 bis unter 15 Jahre		1500 bis 2500			
			1500 bis 4000		

Jod

Wie wirkt dieses Spurenelement?

Jod ist ein lebenswichtiges Spurenelement. Die Schilddrüse ist auf eine ausreichende Zufuhr davon angewiesen, um die Hormone Thyroxin und Trijodthyronin daraus zu bilden. Sie steuern die körperliche und geistige Entwicklung sowie zahlreiche Stoffwechselvorgänge, immer in Abhängigkeit von der Jodzufuhr.

Wie äußert sich ein Mangel?

Mehr als zehn Prozent der Bevölkerung in Deutschland leiden an einer Unterversorgung mit Jod, was sich durch eine Vergrößerung der Schilddrüse, sichtbar als Kropf, äußert. Eine Unterfunktion der Schilddrüse aufgrund verminderter Hormonproduktion ist die Folge. Daraus resultieren Wachstumsstörungen, ein verminderter Stoffwechsel, Konzentrationsschwäche, Müdigkeit und Lustlosigkeit.

Ist ein Zuviel schädlich?

Vergiftungen können ab einer Menge von mehr als 1 Milligramm pro Tag auftreten. Eine akute Gefahr besteht bei einer plötzlichen Zufuhr großer Mengen, beispielsweise durch jodhaltige Medikamente, Desinfektionsmittel oder Algenpräparate.

Nervosität, Durchfälle und Konzentrationsstörungen treten auf. Deshalb: Jodpräparate nur in Absprache mit dem Arzt nehmen.

Küchentips

Durch Kochen geht ein Teil des natürlichen Jodgehalts verloren, besser ist Braten oder Dämpfen.

Wer benötigt mehr?

Schwangere und stillende Frauen sowie Kinder in der Pubertät haben einen höheren Hormonbedarf und benötigen somit mehr Jod als die angegebenen Werte.

Der Gesundheitstip

Essen Sie 2-mal in der Woche Seefisch, z.B. Hering, Makrele, Rotbarsch oder Seelachs. Meeresfrüchte wie z.B. Muscheln und Garnelen sind ebenfalls reich an Jod. Vegetarier sollten Gerichte mit Meeresalgen in ihren Speiseplan einbauen. Verwenden Sie Jodsalz zum Würzen, und geben Sie Brot-, Back- und Fleischwaren, die mit jodiertem Speisesalz zubereitet worden sind, den Vorzug.

Check

Nehmen Sie leicht an Gewicht zu? Fühlen Sie sich müde und lustlos? Haben Sie häufig ein Druckgefühl im Hals oder auch Atembeschwerden? Dies können Anzeichen für einen Jodmangel sein.

Lebensmittel (verzehrbarer Anteil)	Portion in g	Kalorien je Portion	µg je Portion	Deckung des Bedarfs
Schellfisch, frisch	150	141	753	+++++
Scholle, frisch	150	153	339	+++++
Kabeljau, frisch	150	153	214	+++++
Seehecht, frisch	150	143	179	++++
Tintenfisch	150	135	178	++++
Rotbarsch, frisch	150	175	131	++++
Miesmuscheln	100	84	130	++++
Krabben	100	106	130	++++
Jacobsmuscheln	100	85	120	++++
Garnelen	100	106	113	++++
Hering, frisch	150	182	95	+++
Steinbutt, frisch	150	148	90	+++
Heilbutt, frisch	150	181	88	+++
Makrele, frisch	150	193	87	+++
Thunfisch, frisch	150	183	85	+++
Sprotte, frisch	150	339	83	+++
Austern, ohne Schale	125	76	75	+++
Bückling, Konserve	125	300	66	+++
Bratmakrele, Konserve	50	158	65	++
Brathering, Konserve	50	111	58	++

Zufuhrempfehlungen für Jod in Mikrogramm

Alter	Säuglinge	Kinder	Jugendliche/ Erwachsene	Schwangere ab 4. Monat	Stillende
0 bis unter 4 Monate	50				
4 bis unter 12 Monate	80				
1 bis unter 4 Jahre		100			
4 bis unter 7 Jahre		120			
7 bis unter 10 Jahre		140			
10 bis unter 13 Jahre		180			
13 bis unter 15 Jahre		200			
15 bis unter 19 Jahre			200		
19 bis unter 25 Jahre			200		
25 bis unter 51 Jahre			200		
51 bis unter 65 Jahre			180		
65 Jahre und älter			180		
				230	
					260

Selen

Wie wirkt dieses Spurenelement?

Selen ist Bestandteil eines komplexen Zellschutzsystems: Die freien Radikale (reaktionsfreudige, sauerstoffhaltige chemische Verbindungen) werden durch das selenhaltige Enzym Glutathionperoxidase abgefangen und unschädlich gemacht. Zudem schützt Selen vor schädlichen Strahlen, macht Schwermetalle wie Kadmium, Blei oder Quecksilber unschädlich und stärkt die Immunabwehr. Es unterstützt die Wirkung des fettlöslichen Vitamin E. Aufgrund seiner Funktionen steht Selen in der Diskussion, zusammen mit Vitamin E die Entstehung von Herzinfarkt und Krebs zu mindern.

Wie äußert sich ein Mangel?

Ist wenig Selen in der Nahrung vorhanden, führt dies zu Herzmuskelschwäche, was schließlich Herzmuskelerkrankungen nach sich zieht. Eventuell gibt es auch einen Zusammenhang zwischen Rheumaerkrankungen und mangelhafter Selenversorgung. Die Selenzufuhr ist stark abhängig von der Beschaffenheit der Böden, auf denen Getreide, Obst und Gemüse wachsen. In Gegenden mit niedrigem Selengehalt wurden die genannten Symptome beobachtet. Durch Anreicherung der Nahrung mit Selen verschwanden die Symptome.

Ist ein Zuviel schädlich?

Eine längerfristige Selenzufuhr mit mehr als 800 Mikrogramm pro Tag kann zu Vergiftungserscheinungen führen: sprödes Haar, brüchige Fingernägel, Haarausfall und Hautjucken.

Küchentips

Da Selen leicht »flüchtig« ist, sollten Sie Ihre Speisen schonend zubereiten.

Wer benötigt mehr?

Personen mit Herzbeschwerden und Krebskranke sollten auf eine ausreichende Zufuhr achten. Darüber hinaus sind Vegetarier, Menschen mit Stoffwechselstörungen, Bluthochdruck und Diabetes für einen Mangel anfällig.

Der Gesundheitstip

Essen Sie regelmäßig Fisch, das füllt die Selendepots auf! Kombinieren Sie ihn mit Vitamin-E-reichen Lebensmitteln, das erhöht die Wirksamkeit von Selen.

Check

Sind Sie häufig krank? Ist Ihr Blutdruck zu hoch? Leiden Sie unter Rheuma und Herzbeschwerden? Diese Erkrankungen sind häufig Folgen eines Selenmangels!

Lebensmittel (verzehrbarer Anteil)	Portion in g	Kalorien je Portion	µg je Portion	Deckung des Bedarfs
Steinpilze	200	47	300	+++++
Bückling, Konserve	125	300	210	+++++
Hering, frisch	150	182	210	+++++
Thunfisch, frisch	150	183	195	+++++
Schweinefleisch, mager	150	234	150	+++++
Kohlrabi	200	52	100	+++++
Scholle, frisch	150	153	98	++++
Hähnchenleber	125	183	83	++++
Austern, ohne Schale	125	76	75	++++
Krabben	100	106	49	+++
Rinderleber	125	169	44	+++
Rosenkohl	200	76	36	+++
Eiernudeln	50	217	33	+++
Mandarinen	200	92	30	++
Paranüsse	25	172	25	++
Sardine, Konserve in Öl	50	150	25	++
Schinkenwurst	30	141	23	++
Hähnchenschenkel	150	170	21	++
Kartoffeln	200	168	20	++
Makrele, geräuchert	50	119	20	++
Milch (3,5%), 1 Glas	200	132	18	+

Zufuhrempfehlungen für Selen in Mikrogramm

Alter	Säuglinge	Kinder	Jugendliche/ Erwachsene	Schwangere ab 4. Monat	Stillende
0 bis unter 4 Monate	5 bis 15				
4 bis unter 12 Monate	5 bis 30				
1 bis unter 4 Jahre		10 bis 50			
4 bis unter 7 Jahre		15 bis 70			
7 bis unter 10 Jahre		15 bis 80			
10 bis unter 15 Jahre		20 bis 100			
			20 bis 100		

Nickel

Wie wirkt dieses Spurenelement?

Nickel befindet sich in allen Organen unseres Körpers und aktiviert dort den Kohlenhydratstoffwechsel und den Energiehaushalt. Es verstärkt die Wirkung bestimmter Hormone, so z.B. die von Insulin (Hormon zur Senkung des Blutzuckerspiegels) und von Vasopressin (Hormon zur Blutdrucksenkung). Es vermindert dagegen die Wirkung von Adrenalin, dem Stresshormon. Darüber hinaus unterstützt es die Eisenaufnahme.

Wie äußert sich ein Mangel?

Mangelsymptome wurden bisher nicht festgestellt. Der genaue Bedarf an Nickel ist nicht bekannt. Täglich werden zwischen 200 bis 900 Mikrogramm aufgenommen, was als ausreichend betrachtet wird. Bei Blutarmut ist der Nickelgehalt des Blutes erniedrigt.

Ist ein Zuviel schädlich?

Ein durch die Ernährung bedingtes Zuviel ist nicht bekannt. Es gibt allerdings Menschen, die auf Nickel allergisch reagieren. Dies äußert sich durch Hautausschläge und einen Juckreiz auf der Haut nach dem Kontakt mit Nickel. Die allergische Reaktion tritt ein, nachdem der Betroffene mit nickelhaltigen Gebrauchsgegenständen (Modeschmuck, Türgriffe, Essbesteck etc.) in Kontakt gekommen ist, aber auch nach dem Verzehr von Lebensmitteln mit einem natürlichen Nickelgehalt.

Küchentips

Nickelallergiker sollten Konservenprodukte meiden, da diese mit Nickel aus dem Dosenmetall angereichert sein können. Ferner ist bei Kochgeschirren und Besteck auf den Nickelgehalt zu achten. Leitungswasser kann Nickel enthalten, da viele Leitungsrohre nickelhaltig sind. Allergiker sollten mit Mineralwasser kochen.

Der Gesundheitstip

Einen hohen Gehalt an Nickel weisen Hülsenfrüchte, Getreide, Nüsse, Kakao (Schokolade) und schwarzer Tee auf. Eine abwechslungsreiche Ernährung ist der beste Garant für eine angemessene Nickelzufuhr. Bei sehr empfindlichen Nickelallergikern kann durch den Verzehr des ein oder anderen Produkts eine allergische Reaktion ausgelöst werden.

Check

Wenn Sie beim Tragen von Modeschmuck auf den entsprechenden Hautstellen einen Juckreiz verspüren, könnte dies der Hinweis auf eine Nickelallergie sein.

Silizium

Wie wirkt dieses Spurenelement?

Silizium wird in Form von Kieselsäure mit der Nahrung aufgenommen und ist für verschiedene Funktionen im Stoffwechsel des Körpers unentbehrlich. Es ist am Strukturaufbau von körpereigenem Eiweiß (Protein) beteiligt. Im Bindegewebe sorgt Silizium für Festigkeit und Elastizität, weil es den Eiweißkörpern ermöglicht, Wasser zu binden. Aus diesem Grund ist Silizium bzw. Kieselsäure für eine straffe und glatte Haut mitverantwortlich. Im Knochenstoffwechsel ist es für die Bildung von Knochengerüstsubstanz unerlässlich, weil es dabei hilft, Kalzium in die Knochen einzulagern. Darüber hinaus sorgt Silizium für ein gesundes Wachstum von Fingernägeln und Haaren. Außerdem unterstützt es die Wundheilung. Und schließlich stärkt Silizium das Immunsystem.

Wie äußert sich ein Mangel?

Täglich sollten Erwachsene etwa 25 bis 30 Milligramm Silizium mit der Nahrung zu sich nehmen. Wachstumsstörungen, Osteoporose, Haarausfall, welke Haut, brüchige Fingernägel sowie eine Neigung zu Karies sind Anzeichen für einen Mangel.

Ist ein Zuviel schädlich?

Unerwünschte Symptome, die auf eine zu hohe Kieselsäurezufuhr zurückzuführen sind, sind bisher nicht aufgetreten.

Küchentips

Bevorzugen Sie beim Einkauf und bei der Zubereitung der Mahlzeiten Produkte aus dem vollen Korn und Gemüse. Das sind die besten und wertvollsten Siliziumquellen. Backen Sie Kuchen und Gebäck mit Vollkornmehl oder einer Mischung aus Vollkornmehl und hellem Mehl.

Wer benötigt mehr?

Ältere Menschen sollten besonderen Wert auf kieselsäurereiche Produkte legen. Denn bei ihnen sind häufig die Aufnahme und Verwertung von Kieselsäure gestört, so dass dem Körper letztlich zu wenig Silizium zur Verfügung steht.

Der Gesundheitstip

Ab und zu eine Kur mit einem leicht resorbierbaren Kieselsäurepräparat bringt Haut, Haare und Fingernägel in Schwung.

Check

Leiden Sie an brüchigen Fingernägeln, an stumpfem, sprödem Haar und welker Haut? Ein Mangel an Kieselsäure könnte die Ursache dafür sein.

Kilokalorien und Kilojoule

Wie wirken Kalorien?

Unser Körper braucht ständig Energie. Und diese Energie steckt in der Nahrung bzw. in den Hauptnährstoffen Fett, Kohlenhydrate und Eiweiß. Der Energiegehalt von Lebensmitteln wird in Kilokalorien und Kilojoule gemessen. 1 Kilokalorie (kcal) entspricht rund 4,2 Kilojoule (kJ). 1 Gramm Eiweiß enthält in etwa 4 Kilokalorien, 1 Gramm Kohlenhydrate ebenfalls 4 Kilokalorien und 1 Gramm Fett 9 Kilokalorien Die Energie aus den Hauptnährstoffen wird im Organismus freigesetzt, sobald die Nährstoffe durch Enzyme in ihre einzelnen Bestandteile abgebaut werden. Einen großen Teil der Energie benötigt der Körper für seinen Grundumsatz: für Atmung, Herztätigkeit, alle Stoffwechselfunktionen und das Aufrechterhalten der Körpertemperatur. Wichtige Faktoren für die Höhe des Energiebedarfs sind: Geschlecht, Alter, Körpergröße und -gewicht, außerdem Stress, Hormonhaushalt und das Klima. Der Körper benötigt außerdem Energie für den Leistungsumsatz. Das ist der Energieteil, der durch körperliche Aktivitäten verbraucht wird: durch körperliche Arbeit, Sport etc.

Wie äußert sich ein Mangel?

Bei zu niedriger Energiezufuhr greift der Körper auf Reserven zurück; sind diese aufgebraucht, entsteht Untergewicht.

Ist ein Zuviel schädlich?

Wird mehr Energie aufgenommen, als benötigt wird, dann legt Ihr Körper diesen Energieüberschuss als Energiereserve in Form von Fettpölsterchen an. Es entsteht Übergewicht, was eine Reihe von Krankheiten nach sich ziehen kann. Herz-Kreislauf-Erkrankungen stehen dabei an erster Stelle.

Wer benötigt mehr?

Körperlich aktive Menschen benötigen mehr Energie als diejenigen, die überwiegend sitzende Tätigkeiten ausüben.

Küchentips

Achten Sie beim Einkauf auf den Energiegehalt von Lebensmitteln.

Der Gesundheitstip

Nehmen Sie nur so viel Energie in Form von Essen und Trinken auf, wie Sie brauchen. So bekommen Sie keine Gewichtsprobleme.

Check

Prüfen Sie anhand der Tabelle rechts Ihr Gewicht. Befindet es sich innerhalb der angegebenen Kategorien?

Richtwerte für die tägliche Energiezufuhr in Kilokalorien

Alter	Säuglinge	Kinder	Jugendliche/ Erwachsene	Schwangere ab 4. Monat	Stillende
0 bis unter 4 Monate	550				
4 bis unter 12 Monate	800				
1 bis unter 4 Jahre		1050 bis 1500			
4 bis unter 9 Jahre		1500 bis 1850			
9 bis unter 15 Jahre		2100 bis 2500			
15 bis unter 19 Jahre			2400 bis 3000		
19 bis unter 25 Jahre			2200 bis 2600		
25 bis unter 51 Jahre			2000 bis 2400		
51 bis unter 65 Jahre			1800 bis 2200		
65 Jahre und älter			1700 bis 1900		

Gewicht im Normalbereich?

Körpergröße (cm)	Männer (kg)	Frauen (kg)
150		44–56
155	50–61	47–59
160	53–65	50–62
165	56–69	53–66
170	59–73	56–70
175	63–78	59–74
180	68–84	63–79
185	72–88	65–82
190	75–92	67–84
195	78–95	

Mineralstoffe und Spurenelemente

Lebensmittel	Portion (g)	kcal	Kalium (mg)	Kalzium (mg)	Phosphor (mg)
Aal, frisch	150	169	330	26	330
Aal, geräuchert	50	204	120	10	125
Acerolasaft, 1 Glas	200	48	190	20	18
Ananas	150	84	259	24	14
Aprikosen	200	99	600	34	40
Artischocken	150	77	525	75	195
Austern, ohne Schale	125	76	237	125	200
Avocados	100	212	500	10	40
Bachsaibling, frisch	150	162	555	30	399
Banane, 1 Stück	150	132	570	12	42
Barsch, frisch	150	152	588	36	357
Baumwollsaatöl, 1 EL	10	90	0	0	0
Bergkäse, 40% F.i.Tr.	30	125	30	360	255
Bismarckhering, Konserve	50	84	138	23	101
Blumenkohl	200	43	700	44	100
Blutwurst/Rotwurst	30	114	55	6	40
Bohnen, dick, getrocknet	60	178	360	61	235
Bohnen, grün	200	59	500	120	8
Brathering, Konserve	50	111	100	25	120
Bratmakrele, Konserve	50	158	81	26	100
Brie, 70% F. i. Tr.	30	131	60	90	90
Brokkoli	200	52	900	210	160
Brombeeren	200	108	400	80	50
Bückling, Konserve	125	300	400	44	320
Butterkäse, 50% F.i.Tr.	30	104	30	209	120
Buttermilch	200	74	300	220	180
Camembert, 70% F.i.Tr.	30	131	60	90	90
Cashewnüsse	25	148	125	9	93
Champignons	200	88	860	14	260
Chicorée	50	7	95	10	12
Chinakohl	150	17	300	60	45

Magnesium (mg)	Eisen (mg)	Jod (µg)	Fluor (µg)	Zink (mg)	Kupfer (mg)	Mangan (mg)	Wert
30	1	6	45	1,8	0,2	0,0	+
9	0	3	150	0,6	0,1	0,0	+
24	1	10	130	1,8	0,6	0,1	+
25	1	7	21	0,5	0,2	0,3	+
20	1	1	20	0,2	0,3	0,5	+
39	2	6	75	0,1	0,5	0,6	++
50	8	75	150	50,0	4,5	0,5	+++
30	1	2	20	0,4	0,2	0,2	+
45	1	48	870	1,2	0,3	0,0	++
60	1	5	30	0,3	0,2	0,8	+
54	2	7	178	4,5	0,1	0,1	++
0	0	0	0	0,0	0,0	0,0	+/−
17	0	12	48	1,8	0,0	0,0	++
15	1	19	125	0,3	0,1	0,1	+
34	1	1	24	0,5	0,2	0,3	++
5	3	1	23	0,8	0,1	0,0	+
54	4	9	24	1,5	0,5	1,2	++
48	2	6	24	0,6	0,2	0,7	+
20	1	58	180	0,4	0,1	0,0	+
19	1	65	166	0,3	0,1	0,0	+
6	0	6	30	0,9	0,0	0,0	+
48	3	30	20	1,2	0,2	0,5	++
60	2	2	48	0,5	0,3	1,2	++
40	1	66	450	0,9	0,4	0,0	++
15	0	11	42	1,5	0,0	0,0	+
30	0	6	20	0,8	0,0	0,0	+
60	0	6	30	0,9	0,0	0,0	+
68	1	3	35	1,2	0,9	0,2	+
26	2	36	60	0,6	0,8	0,2	++
7	0	1	35	0,1	0,1	0,2	+
17	1	15	23	0,5	0,0	0,4	+

Übersichtstabelle zu den Mineralstoffen und Spurenelementen

Lebensmittel	Portion (g)	kcal	Kalium (mg)	Kalzium (mg)	Phosphor (mg)
Cornedbeef, Konserve	50	133	147	7	78
Datteln, frisch	100	289	650	65	60
Dickmilch, 10% F.i.Tr.	150	184	225	165	135
Distelöl, 1 EL	10	93	0	0	0
Edamer, 40% F.i.Tr.	30	95	39	240	150
Edelkastanien	50	85	300	20	40
Edelpilzkäse, 60% F.i.Tr.	30	129	30	180	120
Eiernudeln	50	183	80	13	95
Eigelb	25	93	35	35	138
Emmentaler, 45% F.i.Tr.	30	125	30	306	210
Endivie	100	12	340	50	60
Entenleber	125	178	312	15	336
Erbsen, frisch	200	174	600	50	200
Erbsen, getrocknet	60	210	570	30	192
Erdbeeren	200	65	300	50	50
Erdnüsse, geröstet	25	155	194	16	102
Feldsalat	50	8	210	15	25
Fenchel	200	48	1000	220	102
Flunder, frisch	150	144	591	45	359
Forelle, frisch	150	176	832	33	424
Forelle, geräuchert	50	94	344	13	156
Frankfurter Würstchen	100	286	338	18	470
Früchte-, Kräutertee	2,75	–	11	9	1
Gänseleberpastete	30	82	73	10	97
Gouda, 45% F.i.Tr.	30	110	32	246	158
Grahambrot	50	103	109	14	113
Grapefruit, 1 Stück	250	103	500	45	43
Grünkern, volles Korn	100	343	450	25	410
Grünkohl	200	74	900	420	160
Haferflocken	40	154	136	20	152
Hähnchenbrust	150	169	396	21	318
Hähnchenfleisch, mit Haut	150	310	300	17	240

Mag-nesium (mg)	Eisen (mg)	Jod (µg)	Fluor (µg)	Zink (mg)	Kupfer (mg)	Mangan (mg)	Wert
10	1	2	55	1,8	0,1	0,0	+
50	2	1	20	0,3	0,3	0,2	+
45	0	11	18	0,5	0,0	0,0	+
0	0	0	0	0,0	0,0	0,0	+/–
9	0	9	35	1,4	0,1	0,0	+
20	1	1	5	0,4	0,1	1,9	+
15	0	12	48	1,2	0,0	0,0	+
45	1	0	40	0,8	0,1	0,4	+
4	2	4	8	0,9	0,1	0,0	+
12	0	12	48	1,2	0,4	0,0	+
10	1	6	62	0,3	0,1	0,2	+
25	38	3	125	3,1	7,5	0,4	++
60	4	4	27	2,0	0,5	1,0	++
70	3	8	24	2,3	0,4	0,5	++
28	2	2	48	0,2	0,2	0,4	+
46	1	4	35	0,8	0,2	0,3	+
7	1	18	50	0,3	0,1	0,1	+
60	5	10	80	0,5	0,1	0,6	++
54	1	54	359	1,4	0,3	0,0	++
48	2	6	266	0,7	0,4	0,1	++
20	1	3	23	0,5	0,1	0,0	+
26	2	5	68	2,2	0,1	0,1	++
8	2	0	192	0,1	0,0	1,4	+
8	5	2	43	1,5	1,3	0,1	+
10	0	10	41	1,3	0,0	0,0	+
34	1	2	46	0,7	0,1	0,8	+
25	1	3	60	0,4	0,1	0,0	+
130	4	1	90	3,5	0,3	3,0	++
60	4	24	40	0,7	0,2	1,1	++
56	2	2	15	1,8	0,4	2,0	++
45	2	1	60	1,2	0,5	0,0	++
38	2	1	60	1,5	0,2	0,0	+

Übersichtstabelle zu den Mineralstoffen und Spurenelementen

Lebensmittel	Portion (g)	kcal	Kalium (mg)	Kalzium (mg)	Phosphor (mg)
Hähnchenherz	100	173	250	15	213
Hähnchenleber	125	183	313	15	375
Hähnchenschenkel	150	170	375	15	270
Haselnüsse	25	170	150	55	83
Heidelbeeren	200	187	140	30	26
Heilbutt, frisch	150	181	779	24	371
Heilbutt, geräuchert	50	92	322	9	130
Hering, frisch	150	182	605	60	398
Hirseflocken	40	149	120	9	104
Hühnerei, 1 Stück	60	101	84	32	126
Jacobsmuscheln	100	85	311	69	151
Jodsalz, 1 Prise	2	0,0	0	0	0
Joghurt, 10% F.i.Tr.	150	184	225	165	135
Johannisbeeren, rot	200	90	500	60	54
Kabeljau, frisch	150	153	627	36	323
Kalbfleisch, mager	150	186	513	15	294
Kalbsbries	100	110	386	1	400
Kalbsherz	125	163	325	20	225
Kalbshirn	100	153	280	12	350
Kalbsleber	125	187	400	10	400
Kalbsleberwurst	30	135	34	4	40
Kalbsnieren	125	158	363	13	325
Karotten	200	56	500	80	60
Karottensaft	200	28	250	50	92
Kartoffeln	200	168	880	20	90
Kasseler Fleisch	150	411	593	56	321
Kefir, 3,5% F.i.Tr.	150	99	233	180	135
Kichererbsen, getrocknet	25	95	32	35	54
Kidneybohnen, Konserve	75	150	573	72	218
Kiwi, 1 Stück	200	115	600	68	60
Knollensellerie	150	35	525	105	135
Kochkäse, 20% F.i.Tr.	30	33	45	270	330

Mag-nesium (mg)	Eisen (mg)	Jod (µg)	Fluor (µg)	Zink (mg)	Kupfer (mg)	Mangan (mg)	Wert
15	3	13	63	5,0	0,4	0,1	++
22	11	3	125	3,8	0,5	0,3	++
45	2	1	60	2,6	0,3	0,0	++
38	1	0	4	0,5	0,3	1,1	+
8	1	2	4	0,2	0,2	6,6	++
50	1	88	388	0,7	0,4	0,0	++
21	0	39	201	0,3	0,1	0,0	+
53	2	95	604	1,2	0,3	0,0	++
68	3	1	20	0,8	0,4	0,7	+
7	1	6	60	0,8	0,1	0,0	+
50	8	120	120	2,0	3,6	0,2	++
0	0	40	0	0,0	0,0	0,0	+
17	0	11	19	0,5	0,0	0,0	+
26	2	2	46	0,4	0,2	1,2	++
45	1	214	716	0,9	0,4	0,0	++
24	3	5	30	4,4	0,2	0,0	++
21	2	4	200	1,9	0,2	0,1	++
25	5	38	63	0,3	0,4	0,0	++
15	2	0	0	1,3	0,2	0,0	+
25	10	10	24	10,0	10,0	0,4	+++
3	3	2	19	0,9	0,4	0,0	+
23	14	5	250	2,3	0,5	0,1	++
30	1	20	60	0,8	0,2	0,4	++
20	1	15	78	0,4	0,1	0,2	+
50	1	8	20	0,6	0,3	0,3	+
60	3	8	234	3,9	0,1	0,1	++
20	0	11	20	0,5	0,0	0,0	+
34	2	2	16	0,7	0,2	0,7	+
90	3	2	203	1,4	0,3	1,0	++
48	1	3	20	0,9	0,2	0,1	+
18	1	4	21	0,5	0,1	0,2	+
14	0	11	42	1,2	0,0	0,0	+

Übersichtstabelle zu den Mineralstoffen und Spurenelementen

Lebensmittel	Portion (g)	kcal	Kalium (mg)	Kalzium (mg)	Phosphor (mg)
Kohlrabi	200	52	760	140	100
Kopfsalat	50	6,5	115	18	15
Krabben	100	106	250	100	200
Kürbis	150	25	525	45	60
Kürbiskerne	20	123	100	10	228
Lachs, frisch	150	332	555	30	405
Lachs, geräuchert	50	158	238	12	154
Lammfleisch	150	235	236	21	179
Leinsamen	20	101	100	52	132
Limburger, 20% F.i.Tr.	30	63	33	180	90
Linsen, reif, getrocknet	60	197	468	36	210
Maiskeimöl, 1 EL	10	93	0	15	0
Makrele, frisch	150	193	642	26	417
Makrele, geräuchert	50	147	256	9	140
Mandarinen	200	92	400	70	40
Mandeln	25	154	213	63	113
Mangos	125	89	250	13	16
Mangold	150	36	600	150	60
Matjeshering, Konserve	50	202	149	23	80
Miesmuscheln	100	84	280	30	240
Milch (1,5%), 1 Glas	200	99	310	240	190
Milch (3,5%), 1 Glas	200	133	300	240	180
Molkenkäse, 20% F.i.Tr.	30	84	40	119	131
Müsliriegel	50	207	227	42	103
Orangensaft	200	73	208	58	122
Orange/Apfelsine, 1 Stück	150	73	270	60	33
Palmöl, 1 EL	10	90	0	0	0
Papaya, 1 Stück	125	41	275	25	20
Paprikaschote, grün	200	42	420	20	50
Paranüsse	25	175	175	38	150
Parmesan, 45% F.i.Tr.	30	118	36	387	285
Pfifferlinge	200	36	1014	16	88

Mag-nesium (mg)	Eisen (mg)	Jod (µg)	Fluor (µg)	Zink (mg)	Kupfer (mg)	Mangan (mg)	Wert
90	2	3	20	0,5	0,2	0,3	++
5	1	2	16	0,1	0,0	0,2	+
70	2	130	100	2,3	0,2	0,0	++
30	1	2	30	0,2	0,1	0,3	+
107	2	2	18	1,5	0,3	0,2	+
45	1	48	870	1,2	0,3	0,0	++
19	1	22	393	0,5	0,1	0,0	+
21	2	6	102	2,7	0,2	0,2	+
70	2	2	16	0,3	0,1	0,2	+
11	0	6	30	0,6	0,0	0,0	+
48	4	0	16	2,4	0,4	1,0	++
0	0	0	0	0,0	0,0	0,0	+/–
53	2	87	520	0,3	0,3	0,1	++
20	1	49	208	0,3	0,1	0,0	+
22	1	2	20	0,2	0,2	0,1	+
50	1	1	30	0,6	0,2	0,5	+
23	1	2	13	0,1	0,2	0,0	+
108	4	2	90	0,5	0,2	0,5	++
16	1	22	150	0,3	0,2	0,0	+
40	5	130	120	1,8	0,3	0,2	++
26	0	18	30	0,8	0,0	0,0	+
24	0	12	34	0,8	0,0	0,0	+
4	2	4	36	1,0	0,3	0,0	+
45	1	2	16	0,8	0,3	1,1	+
20	1	10	70	0,3	0,1	0,1	+
21	1	3	8	0,2	0,1	0,0	+
0	0	0	0	0,0	0,0	0,0	+/–
50	1	2	19	0,2	0,0	0,0	+
24	1	5	40	0,4	0,2	0,2	+
75	1	0	25	1,0	0,3	0,2	+
13	0	12	48	1,0	0,1	0,0	+
28	13	7	100	1,3	0,6	0,4	++

Übersichtstabelle zu den Mineralstoffen und Spurenelementen

Lebensmittel	Portion (g)	kcal	Kalium (mg)	Kalzium (mg)	Phosphor (mg)
Pflanzenmargarine, 1 EL	15	114	5	2	3
Pinienkerne	20	160	150	7	127
Pistazien	25	156	263	34	125
Portulak	150	25	675	150	60
Putenfleisch	150	179	450	20	300
Quark, 40% F.i.Tr.	150	248	150	135	255
Regenbogenforelle, frisch	125	310	705	29	360
Reis, ungekocht	60	220	60	4	72
Reiskleie, 1 EL	20	79	220	14	240
Rinderleber	125	169	375	9	450
Rindfleisch, mager	150	231	546	8	281
Roquefort	30	109	24	199	118
Rosenkohl	200	76	800	64	160
Rotbarsch, frisch	150	175	551	45	356
Rote Bete	200	74	700	60	80
Rotkohl	200	47	540	80	60
Sanddornbeerensaft, 1 Glas	200	105	124	50	106
Sardelle/Anchovis, frisch	50	57	139	41	117
Sardine, frisch	150	255	630	50	323
Sardine, geräuchert	50	119	289	52	159
Sardine, Konserve in Öl	50	150	160	39	103
Sauerkraut, Konserve	200	41	336	72	92
Schellfisch, frisch	150	141	537	33	323
Schinken, gekocht	30	65	90	4	45
Schinkenwurst	30	94	109	3	62
Scholle, frisch	150	153	552	98	339
Schwarzer Tee, 1 Beutel	2,75	0,0	60	11	12
Schwarzwurzeln	200	129	640	100	150
Schweinefleisch, mager	150	234	581	8	290
Schweineleber	125	199	413	10	463
Seehecht, frisch	150	113	537	72	251
Seezunge, frisch	150	146	537	36	357

Mag-nesium (mg)	Eisen (mg)	Jod (µg)	Fluor (µg)	Zink (mg)	Kupfer (mg)	Mangan (mg)	Wert
0	0	0	1	0,0	0,0	0,0	+/−
58	2	1	13	1,1	0,3	0,1	+
40	2	1	30	0,3	0,3	0,2	+
225	5	6	75	0,4	0,4	0,4	++
30	2	2	60	2,7	0,2	0,0	++
15	1	15	26	0,8	0,0	0,0	+
41	2	5	45	7,2	0,3	0,0	++
24	0	1	27	0,3	0,1	1,2	+
4	4	0	1	0,1	0,0	0,1	+
23	9	18	125	6,3	3,8	0,3	++
30	4	5	192	6,2	0,1	0,0	++
9	0	8	33	0,6	0,0	0,0	+
40	2	1	20	1,6	0,2	0,5	++
53	1	131	249	0,9	0,1	0,1	++
40	2	4	40	1,0	0,3	2,0	++
36	1	10	24	0,6	0,1	0,2	+
34	1	9	82	0,2	0,2	0,6	+
18	3	15	170	0,7	0,2	0,0	++
36	3	20	525	4,1	0,3	0,2	++
17	2	23	254	1,8	0,1	0,1	++
12	1	13	154	1,1	0,1	0,0	+
18	1	20	96	0,4	0,2	0,2	+
44	1	753	287	0,9	0,4	0,0	++
7	1	1	12	0,7	0,0	0,0	+
7	1	1	22	0,7	0,0	0,0	+
41	1	339	1	0,2	0,1	0,1	++
6	1	0	285	0,1	0,1	2,2	+
40	5	5	30	0,4	0,6	0,8	++
39	2	4	89	3,6	0,1	0,1	++
26	28	18	125	7,5	3,8	0,4	+++
45	1	179	386	0,9	0,4	0,0	++
125	1	30	341	0,6	0,4	0,1	++

Übersichtstabelle zu den Mineralstoffen und Spurenelementen

Lebensmittel	Portion (g)	kcal	Kalium (mg)	Kalzium (mg)	Phos-phor (mg)
Sellerie	200	30	680	140	80
Shiitakepilze	200	60	240	6	58
Sojabohnen, Konserve	75	75	124	68	115
Sojabohnen, reif, getrocknet	60	222	1044	150	342
Sonnenblumenkerne	20	118	140	20	141
Sonnenblumenöl, 1 EL	10	93	0	0	0
Spargel	200	37	420	44	104
Spinat	150	22	960	190	83
Sprotte, frisch	150	339	450	30	300
Sprotte, geräuchert	50	163	195	12	116
Steinbutt, frisch	150	148	537	32	287
Steinpilze	200	47	972	46	230
Teewurst	30	129	98	5	52
Thunfisch, frisch	150	183	564	69	342
Thunfisch, Konserve in Öl	50	138	139	22	80
Tilsiter, 45% F.i.Tr.	30	107	21	240	150
Tintenfisch	150	135	483	45	269
Tomaten	200	37	600	26	50
Vollkornbrot, 1 Scheibe	50	108	126	16	142
Vollkornbrötchen	50	114	126	16	142
Vollkorneiernudeln, roh	60	206	211	25	220
Vollkornreis, ungekocht	60	213	90	15	180
Walnüsse	25	175	150	18	125
Walnussöl, 1 EL	10	90	0	0	0
Wassermelone	200	50	300	20	22
Weißkohl	200	48	460	90	60
Weizenkeime	20	74	180	14	220
Weizenkeimöl, 1 EL	10	93	0	0	0
Weizenkleie	20	41	280	18	240
Wiener Würstchen, 1 Stück	100	273	209	15	325
Wirsing	200	65	340	100	120
Zwiebeln	150	47	255	47	60

Mag-nesium (mg)	Eisen (mg)	Jod (µg)	Fluor (µg)	Zink (mg)	Kupfer (mg)	Mangan (mg)	Wert
22	1	2	140	0,2	0,2	0,7	++
28	1	20	100	1,0	0,6	0,3	+
14	2	3	20	0,2	0,1	0,2	+
144	5	4	36	0,6	0,1	0,7	++
80	1	3	16	1,0	0,5	0,4	+
0	0	0	0	0,0	0,0	0,0	+/−
40	2	10	96	1,0	0,3	0,5	++
90	5	18	165	0,6	0,2	1,2	++
45	2	83	525	2,3	0,1	0,2	++
20	1	38	240	0,9	0,0	0,1	+
72	1	90	322	0,4	0,3	0,0	++
24	2	20	120	1,4	0,6	0,3	++
7	1	1	20	0,7	0,0	0,0	+
34	2	85	427	2,9	0,0	0,0	++
11	0	20	161	0,7	0,0	0,0	+
9	0	9	35	1,2	0,0	0,0	+
54	1	178	143	1,3	0,8	0,2	++
30	1	3	48	0,4	0,2	0,3	+
46	1	2	48	1,1	0,2	0,6	+
46	1	2	48	1,1	1,2	0,6	++
79	2	1	62	2,1	0,3	0,6	++
72	1	1	30	1,0	0,2	1,0	+
33	1	1	170	0,7	0,1	0,5	+
0	0	0	0	0,0	0,0	0,0	+/−
10	1	2	22	0,2	0,1	0,0	+
40	1	10	24	0,4	0,1	0,2	+
50	2	0	18	2,4	0,2	2,0	++
0	0	0	0	0,0	0,0	0,0	+/−
110	2	1	14	3,0	0,3	0,7	++
15	1	4	66	1,8	0,1	0,0	+
30	2	10	24	0,6	0,1	0,4	+
15	1	3	62	1,5	0,1	0,3	+

Kohlenhydrate

Wie wirken Kohlenhydrate?

Kohlenhydrate zählen zu den Hauptnährstoffen, deren Aufgabe vor allem darin besteht, dem Körper Energie bereitzustellen (1 Gramm Kohlenhydrate liefert 4,1 Kilokalorien). Gehirn- und Blutzellen beziehen ihre Energie ausschließlich aus Glukose (= Traubenzucker), der kleinsten Kohlenhydrateinheit. Eine ungestörte Gehirnfunktion ist nur gewährleistet, wenn ein ganz bestimmter Blutglukosespiegel nicht unterschritten wird. Kohlenhydrate kommen in verschiedenen Formen in der Nahrung vor: als Einfachzucker, Zweifachzucker und Mehrfachzucker.

Wie äußert sich ein Mangel?

Eine zu geringe Kohlenhydratzufuhr macht sich durch Symptome eines Unterzuckers bemerkbar: Muskelzittern, Schweißausbrüche und ein starkes Hungergefühl sind die ersten ernst zu nehmenden Symptome. Im Extremfall treten Bewusstlosigkeit und Tod ein. Besonders bedroht davon sind Diabetiker, wenn nach der Insulingabe keine angemessene Kohlenhydratzufuhr erfolgt.

Ist ein Zuviel schädlich?

In der Leber wird Glukose, als Glykogen gespeichert. In »Notzeiten« steht es zur schnellen Energiegewinnung dem Körper zur Verfügung. Sind die Glykogenspeicher jedoch gut gefüllt, wird überschüssige Glukose aus dem Blut in Fett umgewandelt und als Pölsterchen deponiert.

Wie viel Kohlenhydrate werden benötigt?

50 bis 55 Prozent des täglichen Energiebedarfs sollten durch Kohlenhydrate gedeckt werden. Das entspricht z.B. bei einem Energiebedarf von 2000 Kilokalorien etwa 250 Gramm Kohlenhydraten.

Der Gesundheitstip

Wählen Sie zur Deckung Ihres Kohlenhydratbedarfs Lebensmittel mit komplexen Kohlenhydraten, die gleichzeitig Vitamine, Mineralstoffe und Ballaststoffe liefern. Das sind z.B. Nudeln, Kartoffeln, Brot, Obst und Gemüse. Einfachzucker deckt zwar den Bedarf an Kohlenhydraten, doch liefert er sogenannte leere Kalorien: schnelle Energie, die meist überflüssig ist und in Körperfett umgewandelt wird.

Check

Überprüfen Sie Ihren täglichen Speiseplan: Welche Lebensmittel bevorzugen Sie, und welche Form von Kohlenhydraten ist darin enthalten? Greifen Sie statt zu Süßigkeiten lieber in die Obstschale!

Einige Kohlenhydrate – Struktur und Vorkommen

Kohlenhydrat	Vorkommen
Einfachzucker (Monosaccharide)	
Traubenzucker (Glukose)	Früchte, Honig, in Spuren in Pflanzen
Fruchtzucker (Fruktose)	Früchte, Honig, in Spuren in Pflanzen
Zweifachzucker (Disaccharide)	
Rohrzucker (Saccharose)	Zuckerrüben, Zuckerrohr, Früchte, Ahornsirup
Milchzucker (Laktose)	Milch, Milchprodukte
Mehrfachzucker (Polysaccharide)	
Stärke (Amylopektin)	Stärke, Getreide, Kartoffeln, Dickungsmittel
Glykogen	Leber, Muskelfleisch
Inulin	Artischocken
Zellulose	Pflanzenzellwände

Einfachzucker sind schnelle Energielieferanten; sie werden rasch vom Körper aufgenommen, gelangen nach kürzester Zeit in die Blutbahnen und somit an ihren Bestimmungsort. Sie treiben den Blutzuckerspiegel schnell in die Höhe.

Zweifachzucker gelangen ebenfalls schnell ins Blut; sie müssen nur einmal durch Enzyme gespalten werden.

Mehrfachzucker (komplexe Kohlenhydrate) werden wesentlich langsamer zu Glukose abgebaut. Der Vorteil dabei ist, dass sie den Körper über einen längeren Zeitraum hinweg mit Energie versorgen. Zudem haben sie einen hohen Sättigungswert, da sie durch ihre lange Verdauungszeit nur nach und nach und in kleinen Mengen ins Blut gelangen.

Ballaststoffe

Wie wirken Ballaststoffe?

Viele Ballaststoffe und komplexe Kohlenhydrate haben einen ähnlichen chemischen Aufbau: Sie bestehen aus aneinander gereihten Glukoseeinheiten. Doch im Gegensatz zu den komplexen Kohlenhydraten können sie nicht von unseren Verdauungsenzymen gespalten werden. Sie alle besitzen die Eigenschaft, Wasser zu binden. Ballaststoffe sorgen dafür, dass sich das Darmvolumen vergrößert. Dadurch wird die Darmbewegung (Peristaltik) angeregt und die Verweildauer des Speisebreis im Darm verkürzt. Der Stuhlgang wird auf natürliche Art reguliert.

Wie äußert sich ein Mangel?

Eine relativ ballaststoffarme Kost ist ein typisches Merkmal der Industriestaaten. Verdauungsprobleme, Übergewicht, hohe Cholesterinwerte und auch Dickdarmkrebs sind u.a. das Ergebnis einer ballaststoffarmen Ernährung.

Ist ein Zuviel schädlich?

Die empfohlene Zufuhr an Ballaststoffen liegt bei mindestens 30 bis 35 Gramm pro Tag. Diese Menge wird oft nicht erreicht. Fest steht aber: Wer sich ballaststoffreich ernährt, muss auch viel trinken. Denn Ballaststoffe brauchen Flüssigkeit, um zu quellen. Ansonsten kann es im Extremfall, ohne entsprechende Flüssigkeitszufuhr, zu einem Darmverschluss kommen.

Küchentips

Wenn Sie Vollkornmehle anstelle von hellen Mehlsorten zum Backen verwenden, benötigen die Teige etwas mehr Flüssigkeit als in den Rezepten angegeben und zusätzliche Zeit zum Quellen.

Wer benötigt mehr?

Jeder benötigt reichlich Ballaststoffe. Hier gibt es kein Mehr oder Weniger. Wer bisher eine ballaststoffarme Ernährung gewohnt war, sollte sich jedoch langsam auf Ballaststoffe einstellen, damit es nicht zu Blähungen, Völlegefühl und Leibschmerzen kommt.

Der Gesundheitstip

Ballaststoffreiche Lebensmittel sollten gut gekaut werden; dadurch entfaltet sich erst der gute Geschmack, man isst automatisch langsamer und weniger, und das Essen wird bekömmlicher.

Check

Leiden Sie häufig an Verstopfung, und bringen Sie vielleicht außer dem noch zu viele Pfunde auf die Waage? Ist Ihr Cholesterinspiegel erhöht?

Ballaststoffgehalt einiger Lebensmittel

Lebensmittel mit einem sehr hohen Ballaststoffgehalt (mehr als 10 g pro 100 g) haben:	Weizenkleie, Roggenkorn, Roggen-vollkornmehl, Knäckebrot mit Ballaststoffzusatz, weiße Bohnen, getrocknete Aprikosen, Pflaumen oder Feigen, Hagebutten und Passi-onsfrüchte
Lebensmittel mit einem mittleren Ballaststoffgehalt (5 bis 10 g pro 100 g) haben:	Weizenkorn, Weizenvollkornmehl, Gerstenkorn, Roggen- und Weizen-vollkornbrot, Knäckebrot, Pumper-nickel, Sesamsamen, Erbsen, Spinat, Himbeeren, Johannisbeeren, Korinthen, Rosinen, Brombeeren
Lebensmittel mit einem niedrigen Ballaststoffgehalt (1 bis 5 g pro 100 g) haben:	Roggenbrot, Roggenmischbrot, Wei-zenmischbrot, Linsen, Sojabohnen, Erdnüsse, Kokosnüsse, Mandeln, Haselnüsse, Walnüsse, Blumenkohl, grüne Bohnen, Brokkoli, Endivien, Kartoffeln, Karotten, Kopfsalat, Peter-silie, Rhabarber, Rosenkohl, Rotkohl, Sauerkraut, Schnittlauch, Schwarz-wurzeln, Tomaten, Weißkohl, Cham-pignons, Äpfel, Aprikosen, Birnen, Bananen, Oliven, Stachelbeeren, Erdbeeren

Ballaststoffe, die geheimen Schlankmacher

Ballaststoffe können zwar nicht verdaut werden, liefern auch keine Energien und haben zum Teil ganz schön viele Kalorien zu verbuchen; dennoch vollbringen sie Erstaunliches. Zunächst muss ballaststoffreiche Kost intensiver gekaut werden, und das bedeutet, es wird langsamer gegessen. Dann tragen sie zu einer Füllung und lang anhaltenden Sättigung des Magens bei – dem Heißhunger wird damit vorgebeugt, denn Ballaststoffe halten den Blutzuckerspiegel oben. Nicht zuletzt aktivieren sie die Darmtätigkeit, die beste Voraussetzung für eine gute Figur.

Fette

Wie wirkt Fett?

Als Dickmacher ist Fett sicher am bekanntesten. Kein Wunder, denn 1 Gramm Fett liefert 9 Kilokalorien. Als Energiequelle könnte es zwar durch Kohlenhydrate ersetzt werden, aber für bestimmte lebenswichtige Funktionen ist es unentbehrlich: Die fettlöslichen Vitamine A, D, E und K können nur in Verbindung mit Fett transportiert werden, und als Träger mehrfach ungesättigter essenzieller Fettsäuren, ist Fett unersetzlich. Darüber hinaus ist es Träger von Farb-, Aroma- und diversen Fettbegleitstoffen (Lezithin, Cholesterin). Alle Nahrungsfette bestehen aus Glyzerin und Fettsäuren. Letztere werden entsprechend ihrer Menge an Wasserstoffatomen unterschieden nach: gesättigten, einfach ungesättigten und mehrfach ungesättigten Fettsäuren. Die gesättigten Fettsäuren enthalten die größtmögliche Anzahl an Wasserstoffatomen, die einfach ungesättigten enthalten 2 Wasserstoffatome weniger und die mehrfach ungesättigten 4, 6, oder 8 Wasserstoffatome weniger. Gesättigte und einfach ungesättigte Fettsäuren kann der Körper selbst aufbauen, mehrfach ungesättigte müssen mit der Nahrung aufgenommen werden.

Wie äußert sich ein Mangel?

Der Verzehr von zu wenig mehrfach ungesättigten Fettsäuren kann zu Problemen führen. Bei Kindern können Hautekzeme entstehen, bei Erwachsenen ist das Risiko für Herz-Kreislauf-Erkrankungen erhöht.

Ist ein Zuviel schädlich?

Ja! Als Folge kommt es zu Übergewicht, zu Arteriosklerose, zu überhöhtem Cholesterinspiegeln und anderen Zivilisationskrankheiten. Der tägliche Energiebedarf sollte durch 30 Prozent Fett gedeckt werden. Davon sollte jeweils ein Drittel aus gesättigten, ein Drittel aus einfach ungesättigten und ein Drittel aus mehrfach ungesättigten Fettsäuren bestehen.

Küchentips

Verwenden Sie nur wenig zusätzliches Fett zum Garen von Speisen, bevorzugen Sie pflanzliche kaltgepresste Öle zum Anmachen von Salaten. Entfernen Sie Fettränder von Wurst und Fleisch.

Der Gesundheitstip

Bevorzugen Sie pflanzliche Fette gegenüber tierischen, und essen Sie ab und zu Fisch!

Check

Wie viel Fett verwenden Sie zum Kochen? Wie hoch ist der Fettgehalt Ihrer Lieblingsprodukte?

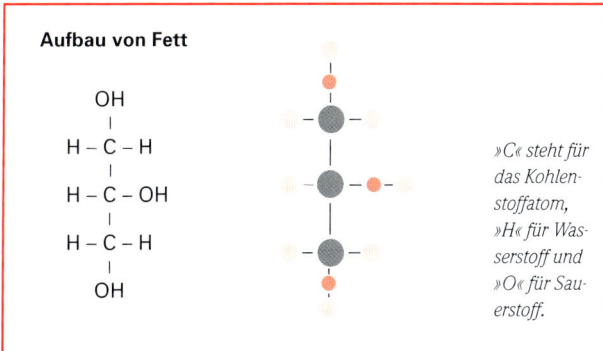

Aufbau von Fett

»C« steht für das Kohlenstoffatom, »H« für Wasserstoff und »O« für Sauerstoff.

Anteil ungesättigter Fettsäuren in Speisefetten

Entscheidend für die Qualität eines Fettes ist das Verhältnis von mehrfach ungesättigten zu gesättigten Fettsäuren. Der sogenannte P/S-Quotient gibt darüber Auskunft. Je höher der Anteil an gesättigten Fettsäuren ist, desto niedriger ist der P/S-Quotient. Bei pflanzlichen Ölen ist der P/S-Quotient überwiegend größer als 1, bei tierischen niedriger.

	Ungesättigte Fettsäuren	Mehrfach ungesättigte Fettsäuren	P/S-Quotient
Pflanzliche Fette			
Sesamöl	15 %	41 %	2,7
Sojaöl	15 %	58 %	3,8
Olivenöl	14 %	10 %	0,7
Maiskeimöl	13 %	58 %	5,0
Palmöl	48 %	10 %	0,2
Kokosfett	88 %	2 %	0,03
Tierische Fette			
Schweineschmalz	40 %	15 %	0,4
Rindertalg	48 %	10 %	0,2
Butter	50 %	6 %	0,1

Cholesterin

Wie wirkt Cholesterin?

Cholesterin ist eine fettähnliche, lebensnotwendige Substanz, die in allen tierischen Produkten enthalten ist und in unserem Körper (in der Leber) selbst gebildet wird. Cholesterin wird für die Bildung von Hormonen, Gallensäuren, Vitamin D sowie Nervengewebe und Zellwänden benötigt. Ein ausgeklügelter Mechanismus reguliert den Cholesterinspiegel des Blutes: Wird mit der Nahrung Cholesterin aufgenommen, wird die Eigensynthese reduziert. Wird kein oder wenig Cholesterin aufgenommen, wird sie stimuliert. Es gibt das »schlechte« LDL-Cholesterin, das für den überhöhten Cholesterinspiegel verantwortlich ist, und das »gute« Cholesterin, das überschüssiges Cholesterin abbaut.

Wie äußert sich ein Mangel?

Kommt es zu einem zu niedrigen Cholesterinspiegel, ist die Bildung bestimmter Hormone, der Gallensäuren und anderer cholesterinabhängiger Abläufe gestört.

Ist ein Zuviel schädlich?

Bei vielen Menschen ist der Cholesterinspiegel des Blutes erhöht. Wenn der Blutcholesterinwert mehr als 200 Milligramm plus Lebensalter in 100 Millilitern Blut beträgt, spricht man von einem erhöhten Cholesterinwert. Das fördert die Entstehung von Arteriosklerose, was schließlich zu einem Herzinfarkt führen kann.

Küchentips

Pflanzliche Produkte sind frei von Cholesterin. Knoblauch und Olivenöl sollten Sie bei der Zubereitung der Mahlzeiten häufig verwenden. Knoblauch enthält Substanzen, die zu einer Senkung des Cholesterinspiegels beitragen, und die ungesättigten Fettsäuren des Olivenöls führen ebenso zu einer Erniedrigung bei. Ballaststoffe sind auch sehr wichtig, um einen erhöhten Cholesterinspiegel zu senken.

Der Gesundheitstip

Neben einer ausgewogenen Ernährung nach dem Vorbild der Mittelmeerländer – viel Knoblauch und Olivenöl – sollten Sie regelmäßig Sport treiben. Denn körperliche Aktivität trägt zur Regulation des Cholesterinspiegels bei.

Check

Wie hoch ist Ihr Blutcholesterinwert? Lassen Sie ihn beim Arzt messen. Überprüfen Sie Ihre Essgewohnheiten: Stimmt die Ballaststoffzufuhr, und essen Sie genügend Obst und Gemüse?

Die Anstatttabelle

Fleisch	Fette Fleischsorten meiden wie durchwachsenes Fleisch (Speck), Fleischkonserven, Schweinemett und Innereien; stattdessen auf mageres Fleisch wie Kalbfleisch, Kaninchen und Wild zurückgreifen. Bedingt geeignet sind zudem: mageres Rind-, Schweine- und Lammfleisch.
Geflügel	Statt Ente und Gans: Huhn, Flugente oder Pute bevorzugen.
Wurstwaren	Statt fetter Wurstsorten, wie Leber-, Blut-, Brüh-, Mett- oder Bratwurst, sind magere Schinken- und Bratensorten, Bündner Fleisch und Diätwurst zu bevorzugen.
Fisch und Meeres-früchte	Statt Aal, Thunfisch, Matjes, Kaviar, Ölsardinen, Hummer, Austern, Muscheln, Krabben und Krebsen: lieber Heilbutt, Rotbarsch, Seelachs, Kabeljau, Forelle, Seezunge und Zander, Scholle, Lachs und Makrele nehmen.
Fette, Öle und Mayonnaise	Butter, Sahne, Mayonnaise, Remoulade, Schmalz und Speck sowie Margarine- und Ölsorten mit einem geringen Anteil an mehrfach ungesättigten Fettsäuren meiden. Stattdessen auf Pflanzenmargarine und Pflanzenöle mit einem hohen Anteil an mehrfach ungesättigten Fettsäuren zurückgreifen.
Eier	Mit Eigelb sparsam umgehen, stattdessen mehr Eiweiß verwenden.
Milch und Milchprodukte	Statt Vollfettprodukten: auf fettreduzierte Lebensmittel zurückgreifen.
Getreide, Brot und Gebäck	Kuchen mit weniger Eiern zubereiten, Vollkornmehle verwenden.
Süßwaren	Nur in geringen Mengen verzehren.
Gemüse und Obst	Avocados seltener essen als anderes Obst und Gemüse. Kartoffeln als Pellkartoffeln zubereiten, nicht als Pommes frites, Bratkartoffeln, Chips, Reibekuchen oder Kroketten.
Getränke	Vollmilch, Limonade, Eiskaffee, Liköre, Colagetränke, Süßweine meiden. Kaffee und Tee ohne Zucker trinken. Am besten Mineralwasser, Gemüse- und Obstsäfte nehmen oder ungezuckerte Kräutertees trinken.

Eiweiß

Wie wirkt Eiweiß?

Eiweiß ist das Grundgerüst jeder Körperzelle. Muskeln, Organe, Haut, Knorpel und Sehnen, Blutkörperchen, zahlreiche Hormone und Enzyme bestehen aus Eiweiß. Körpereiweiß wird ständig ab- und aufgebaut: Aminosäuren, die Bausteine der Eiweißkörper, werden dazu immer wieder umgelagert. 25 Aminosäuren sind bekannt, von denen nur acht essenziell sind, also mit der Nahrung aufgenommen werden müssen. Die übrigen können im Stoffwechsel gebildet werden. Der Wert eines Nahrungsproteins hängt davon ab, wie viel Körpereiweiß daraus gebildet werden kann. Optimal ist dieser Wert, wenn alle acht essenziellen Aminosäuren darin enthalten sind. Der Eiweißwert von tierischen Produkten ist höher als der von pflanzlichen.

Wie äußert sich ein Mangel?

Wird zu wenig Protein aufgenommen, kommt es zu einer Abwehrschwäche sowie einer Herabsetzung der körperlichen und geistigen Leistungsfähigkeit.

Ist ein Zuviel schädlich?

Überschüssiges Eiweiß wird unter Freisetzung von Energie verbrannt. Als Abbauprodukt entsteht Harnstoff, der über die Nieren ausgeschieden wird. Bei überhöhter Eiweißzufuhr kann es zu schweren Nierenerkrankungen kommen.

Küchentips

Empfohlen wird, den Eiweißbedarf zu 40 bis 50 Prozent aus tierischen, zu 50 bis 60 Prozent aus pflanzlichen Lebensmitteln zu decken. Eine sehr gute Proteinwertigkeit können Sie durch die folgenden Kombinationen auch ohne Fleisch erreichen: a) Kartoffeln mit Ei und Milchprodukten; b) Hülsenfrüchte mit Milchprodukten, Getreide, Eiern oder Nüssen; c) Getreide mit Milchprodukten, Hülsenfrüchten oder Ei.

Wer benötigt mehr?

Kinder im Wachstum, Schwangere ab dem vierten Monat und Stillende benötigen mehr Eiweiß.

Der Gesundheitstip

Essen Sie täglich Getreide, Kartoffeln oder Hülsenfrüchte mit Milchprodukten kombiniert. Nüsse, Samen und Kerne liefern ebenfalls hochwertiges Eiweiß.

Check

Überprüfen Sie Ihre Essgewohnheiten. Stimmt das Verhältnis tierisches zu pflanzliches Eiweiß?

Zufuhrempfehlungen für Eiweiß in Gramm pro Kilogramm Körpergewicht

Alter	Säuglinge	Kinder	Jugendliche/ Erwachsene	Schwangere ab 4. Monat	Stillende
0 bis unter 4 Monate	2,2				
4 bis unter 12 Monate	1,6				
1 bis unter 4 Jahre		1,2			
4 bis unter 7 Jahre		1,0			
7 bis unter 10 Jahre		1,1			
10 bis unter 13 Jahre		1,0			
13 bis unter 15 Jahre		1,0			

Zufuhrempfehlungen für Eiweiß in Gramm pro Tag

Alter	Säuglinge	Kinder	Jugendliche/ Erwachsene	Schwangere ab 4. Monat	Stillende
15 bis unter 19 Jahre			47…60		
19 bis unter 25 Jahre			48…60		
25 bis unter 51 Jahre			48…59		
51 bis unter 65 Jahre			48…58		
65 Jahre und älter			47…55		
				58	
					63

Die Qualität macht's

Nicht alle Eiweiße werden vom Körper gleich gut verarbeitet. Die Proteine unterscheiden sich qualitativ durch ihre Umsetzbarkeit und Struktur. Die Qualität eines Eiweißes kann mit Hilfe der Aminosäurenwertigkeit ermittelt werden, dem sogenannten PDCAAS (Protein Digestibility Corrected Amino Acid Score). Dieser Wert besagt, inwieweit das Protein von unsrem Körper verdaut werden kann und wieweit sein Aminosäurenprofil unserem eigenen Aminosäurenprofil entgegenkommt.

Purine

Wie wirken Purine?

Purine sind lebenswichtige Bestandteile jeder Zelle, vor allem der Zellkerne. Sie werden zu einem kleinen Teil im Körper selbst gebildet, die meisten werden jedoch mit der Nahrung aufgenommen. Purine sind in fast allen Lebensmitteln enthalten. Sie werden im Organismus zu Harnsäure abgebaut und als solche ausgeschieden. Ist dieser Stoffwechsel gestört, d.h., wird mehr Harnsäure gebildet oder im Körper zurückgehalten, steigt der Harnsäuregehalt des Blutes an. Bei Männern sollte er zwischen 3,4 bis 7,0 Milligramm pro 100 Milliliter Blut liegen; bei Frauen zwischen 2,4 und 5,7 Milligramm pro 100 Milliliter.

Wie äußert sich ein Mangel?

Ein Mangel an Purinen ist nicht zu befürchten, da diese Substanz fast in allen Lebensmitteln vertreten ist.

Ist ein Zuviel schädlich?

Es gibt Menschen, deren Nieren nicht in der Lage sind, Harnsäure, das Abbauprodukt der Purine, auszuscheiden. Als Folge davon erhöht sich der Harnsäurespiegel des Blutes deutlich, es entsteht eine sogenannte Hyperurikämie. Diese Stoffwechselstörung beruht auf einem genetischen Defekt. Bleibt ein erhöhter Harnsäurespiegel über einen längeren Zeitraum unentdeckt oder unbehandelt, führt dies schließlich zu Gicht: Von einer bestimmten Harnsäurekonzentration an bilden sich Kristalle, die sich in Gelenken, unter der Haut und in den Nieren absetzen können.

Gesundheitstips

Wenn Sie zu erhöhten Harnsäurewerten neigen, sollten Sie auf purinarme Lebensmittel achten. Der Puringehalt von Lebensmitteln wird immer in Milligramm Harnsäure angegeben. Da der Harnsäurespiegel im Blut im gleichen Verhältnis zu der mit Nahrung zugeführten Purinmenge ansteigt, bewirkt eine purinarme Ernährung auch eine Senkung des Harnsäurespiegels im Blut.

Eine purinarme Diät sollte 500 Milligramm am Tag bzw. 3000 Milligramm Harnsäure pro Woche nicht überschreiten. In Kaffee, Kakao und schwarzem Tee enthaltene Purine werden nicht zu Harnsäure abgebaut.

Check

Ein erhöhter Harnsäurespiegel tut nicht weh, erst wenn er zu Gicht führt. Deshalb: Liegt Ihr Harnsäurespiegel im Normalbereich oder darüber? Lassen Sie eventuell einen Test durchführen!

Puringehalt von Lebensmitteln, angegeben in Milligramm Harnsäure

Purinfreie bzw. sehr purinarme Lebensmittel		
Lebensmittel	**Portion**	**Harnsäure**
Trinkmilch, Buttermilch	200 ml	0
Emmentaler	30 g	3
Hühnerei	60 g	5
Tomate	75 g	9
Brötchen	50 g	20
Apfel	150 g	23
Vollkornbrot	50 g	25
Grapefruit	300 g	30
Kartoffeln, gekocht	250 g	38
Reis, poliert, gekocht	150 g	38

Lebensmittel mit mittlerem Puringehalt		
Weißkohl	200 g	40
Spargel	200 g	50
Lauch	200 g	80
Spinat	200 g	100
Scholle	100 g	130
Fleisch/Geflügel (ohne Haut)	100 g	140–170
Wurst	30 g	18–54

Lebensmittel mit hohem Puringehalt		
Makrele	100 g	170
Erbsen	150 g	225
Hähnchen, gegrillt	100 g	240
Innereien	100 g	250–360
Ölsardinen	100 g	350
Hering	150 g	480
Sprotten	100 g	500
Kalbsbries	100 g	900

Broteinheiten (BE), Eiweiß (E), Fette (F), meh
Cholesterin (C), Kohlenhydrate (K), Ballastst

Lebensmittel	Portion (g)	kcal	kJ	BE
Aal, frisch	150	169	706	0,00
Aal, geräuchert	50	204	853	0,00
Acerolasaft, Glas	200	48	176	0,46
Ananas	150	84	353	0,93
Aprikosen	200	99	414	1,42
Artischocken	150	77	322	0,33
Austern, ohne Schale	125	95	397	0,00
Avocados	100	212	887	0,03
Bachsaibling, frisch	150	162	678	0,00
Banane, 1 Stück	150	132	551	2,63
Barsch, frisch	150	152	636	0,00
Baumwollsaatöl, 1 EL	10	90	376	0,00
Bergkäse, 45 % F.i.Tr.	30	125	521	0,00
Bismarckhering, Konserve	50	84	351	0,10
Blumenkohl	200	43	178	0,40
Blutwurst/Rotwurst	30	114	477	0,02
Bohnen, dick, getrocknet	60	178	744	0,60
Bohnen, grün	200	59	248	0,52
Bohnen, weiß, getrocknet	60	162	677	*
Brathering, Konserve	50	111	464	0,41
Bratmakrele, Konserve	50	158	0	0,40
Brie, 70 % F.i.Tr.	30	131	545	0,00
Brokkoli	200	52	218	0,42
Brombeeren	200	108	452	0,46
Bückling, Konserve	125	300	1278	0,00
Butterkäse, 50 % F.i.Tr.	30	104	459	0,00
Buttermilch	200	74	304	0,66
Camembert, 70 % F.i.Tr.	30	131	545	0,00
Cashewnüsse	25	148	628	0,63
Champignons	200	44	184	0,02
Chicorée	50	7	28	0,10

* Hier liegen keine Wertangaben vor

ach ungesättigte Fettsäuren (MuF),
fe (B), Purine (P),

E (g)	F (g)	MuF (g)	C (mg)	K (g)	B (g)	P (mg)
27,2	4,9	0,50	170,0	0,0	0,0	40,5
10,3	16,5	1,40	97,3	0,0	0,0	44,5
0,4	0,4	0,20	0,0	17,6	0,6	⋆
0,8	0,3	0,20	0,0	18,0	1,8	30,0
1,8	0,2	0,05	0,0	19,8	4,2	36,0
3,8	0,2	0,12	0,0	14,3	6,0	90,0
11,9	1,5	0,50	62,5	6,0	0,0	47,5
2,0	20,0	2,00	0,0	0,4	2,0	30,0
28,8	3,2	0,90	90,0	0,0	0,0	405,0
1,7	0,3	0,09	0,0	28,5	5,1	37,5
32,9	0,5	0,10	125,0	0,0	0,0	61,0
0,0	10,0	4,70	0,0	0,0	0,0	⋆
8,2	9,0	0,30	21,0	1,0	0,0	3,0
6,4	5,2	0,93	28,0	1,2	0,2	109,0
4,8	0,6	0,35	0,0	4,0	5,2	80,0
6,3	9,1	0,90	28,7	0,2	0,1	18,3
15,1	1,0	0,40	0,0	24,0	12,0	32,4
4,8	0,4	0,24	0,0	7,8	6,4	84,0
11,6	0,8	0,50	0,0	24,2	12,8	29,4
8,4	7,6	1,35	43,3	0,0	0,0	80,0
4,0	3,7	4,00	0,0	0,1	0,1	3,0
4,0	12,0	0,40	33,6	0,3	0,0	3,0
6,6	0,4	0,23	0,0	5,0	7,0	100,0
2,4	2,0	1,31	0,0	17,0	6,4	30,0
26,5	19,4	4,23	112,5	0,0	0,0	106,3
6,3	8,6	0,32	20,1	0,2	0,0	3,0
7,0	1,0	0,04	6,0	8,0	0,0	0,0
4,0	12,0	0,40	33,6	0,3	0,0	3,0
4,4	10,8	0,86	0,0	7,3	1,5	2,0
5,6	0,6	0,40	0,0	3,0	5,0	76,0
0,6	0,1	0,05	0,0	0,7	0,75	7,5

Übersichtstabelle zu den Nährstoffen

Lebensmittel	Portion (g)	kcal	kJ	BE
Chinakohl	150	17	69	0,15
Cornedbeef, Konserve	50	133	554	0,01
Datteln, frisch	100	289	1209	5,42
Dickmilch, 10% F.i.Tr.	150	184	771	0,45
Distelöl, 1 EL	10	93	388	0,00
Edamer, 40% F.i.Tr.	30	95	397	0,00
Edelkastanien	50	85	355	1,50
Edelpilzkäse, 60% F.i.Tr.	30	129	540	0,00
Eiernudeln	50	183	767	1,10
Eigelb	25	93	390	0,01
Emmentaler, 45% F.i.Tr.	30	125	523	0,00
Endivie	100	12	50	0,03
Entenleber	125	128	535	0,27
Erbsen, frisch	200	174	728	2,04
Erbsen, getrocknet	60	210	876	1,72
Erdbeeren	200	65	272	0,92
Erdnüsse, geröstet	25	155	648	0,20
Feldsalat	50	8	32	0,03
Fenchel	200	48	201	0,48
Flunder, frisch	150	144	602	0,00
Forelle, frisch	150	176	729	0,00
Forelle, geräuchert	50	94	394	0,00
Frankfurter Würstchen	100	286	1196	0,02
Früchte-, Kräutertee, Grüner Tee, 1 Beutel	2,75	0	0	0,00
Garnelen	100	106	425	0,00
Gänseleberpastete	30	82	340	0,05
Gouda, 45% F.i.Tr.	30	110	481	0,00
Grahambrot	50	103	430	1,78
Grapefruit, 1 Stück	250	103	430	1,85
Grünkern, volles Korn	100	343	1435	5,27
Grünkohl	200	60	250	0,42
Haferflocken	40	154	643	0,32

E (g)	F (g)	MuF (g)	C (mg)	K (g)	B (g)	P (mg)
1,8	0,5	0,20	0,0	1,1	2,5	45,0
9,3	9,4	0,83	28,4	0,1	0,02	62,5
2,0	0,5	0,20	0,0	65,0	8,7	15,0
4,7	15,0	0,55	55,5	5,5	0,0	0,0
0,0	10,0	6,61	0,0	0,0	0,0	0,0
7,5	6,9	0,30	15,6	0,6	0,0	1,2
1,5	0,1	0,02	0,0	18,5	3,4	0,74
5,1	11,3	0,41	27,0	0,4	0,0	3,0
6,7	1,4	0,62	47,0	33,5	1,7	52,5
4,0	7,9	1,06	315	0,1	0,0	11,25
8,4	9,0	0,33	27,6	0,9	0,0	3,0
1,4	0,2	0,10	0,0	1,2	1,7	4,0
23,4	5,7	1,30	643,8	4,4	0,0	130,0
13,0	1,0	0,12	0,0	25,0	8,6	200,0
13,8	0,9	0,44	0,0	33,0	9,6	87,0
1,6	0,8	0,50	0,0	11,0	4,4	20,0
6,6	12,3	3,11	0,0	2,8	2,5	17,5
0,9	0,2	0,12	0,0	0,5	0,8	12,0
4,7	0,6	0,30	0,0	6,3	5,6	14,0
30,5	0,7	0,20	89,4	0,0	0,0	75,0
29,3	4,2	1,39	82,5	0,0	0,0	450,0
15,8	2,3	0,71	44,7	0,0	0,0	243,5
19,2	21,2	2,06	69,2	0,3	0,12	129,0
0,0	0,0	0,00	0,0	0,0	0,0	0,0
20,3	1,7	0,58	140,0	0,9	0,0	150,0
9,1	3,5	0,56	159	1,7	0,1	108,9
7,0	8,7	0,32	17,7	0,6	0,0	3,0
3,5	0,6	0,30	0,0	19,2	2,7	38,0
1,5	0,2	0,10	0,0	20,5	1,5	50,0
11,6	2,7	1,24	0,0	63,0	9,0	160,0
8,6	1,6	0,97	0,0	2,4	8,4	70,0
5,4	2,8	0,00	0,0	24,5	2,7	96,0

Übersichtstabelle zu den Nährstoffen

Lebensmittel	Portion (g)	kcal	kJ	BE
Hähnchenbrust	150	169	705	0,00
Hähnchenfleisch, mit Haut	150	310	1296	0,00
Hähnchenherz	100	173	723	0,06
Hähnchenleber	125	183	764	0,52
Hähnchenschenkel	150	170	710	0,00
Haselnüsse	25	170	712	0,22
Heidelbeeren	200	187	780	1,21
Heilbutt, frisch	150	181	757	0,00
Heilbutt, geräuchert	50	92	385	0,00
Hering, frisch	150	182	761	0,00
Hirseflocken	40	149	624	2,24
Hühnerei, 1 Stück	60	101	422	0,03
Jacobsmuscheln	100	85	355	1,21
Jodsalz, 1 Prise	2	0	0	0,00
Joghurt, 10 % F.i.Tr.	150	184	771	0,00
Joghurt, 3,5 % F.i.Tr.	150	111	462	0,00
Johannisbeeren, rot	200	90	378	1,28
Johannisbeeren, schwarz	200	116	484	1,22
Kabeljau, frisch	150	146	610	0,00
Kalbfleisch, mager	150	188	777	0,00
Kalbsbries	100	110	458	0,00
Kalbsherz	125	163	683	0,01
Kalbshirn	100	153	639	0,04
Kalbsleber	125	187	783	0,48
Kalbsleberwurst	30	135	564	0,04
Kalbsnieren	125	158	662	0,10
Karotten	200	56	234	0,00
Karottensaft	200	28	114	0,00
Kartoffeln	200	168	700	2,46
Kasseler Fleisch	150	411	1718	0,00
Kefir, 3,5 % F.i.Tr.	150	99	430	0,49
Kichererbsen, getrocknet	25	95	399	1,00
Kidneybohnen, Konserve	75	150	628	0,68

E (g)	F (g)	MuF (g)	C (mg)	K (g)	B (g)	P (mg)
34,2	1,4	0,29	90,0	0,0	0,0	240,0
27,9	19,2	4,15	112,5	0,0	0,0	240,0
17,3	6,0	0,60	150,0	0,7	0,0	56,0
26,3	6,3	1,47	625,0	1,3	0,0	337,5
31,5	4,5	1,00	120,0	0,0	0,0	100,5
3,5	15,5	1,62	0,0	2,5	1,5	1,8
1,2	1,0	0,65	0,0	39,2	9,8	40,0
35,4	2,3	0,80	88,4	0,0	0,0	87,0
16,2	2,9	0,80	40,6	0,0	0,0	47,0
31,1	4,4	0,80	120,9	0,0	0,0	199,5
4,4	1,4	0,59	0,0	27,6	2,0	22,0
7,8	6,7	0,93	240	0,42	0,0	9,0
11,1	0,9	0,30	150	5,9	0,0	138,0
0,0	0,0	0,00	0,0	0,0	0,0	0,0
4,7	15,0	0,50	55,5	5,6	0,0	0,0
6,0	5,7	0,19	18,3	7,0	0,0	0,0
2,3	0,4	0,21	0,0	15,8	7,0	30,0
2,4	0,4	0,21	0,0	20,6	13,6	30,0
31,4	0,5	0,20	89,6	0,0	0,0	63,0
31,3	4,5	0,33	106,4	0,0	0,0	232,5
18,0	3,0	0,16	290,0	0,0	0,0	700,0
19,3	7,5	0,26	187,5	1,3	0,0	168,8
10,2	7,8	1,40	2000,0	0,5	0,0	38,0
25,0	5,6	1,70	450,0	5,0	0,0	262,5
3,7	12,5	1,33	50,6	0,4	0,05	39,9
20,8	6,3	0,38	475,0	1,3	0,0	262,5
2,0	0,4	0,24	0,0	10,4	6,9	30,0
1,0	0,2	0,11	0,0	5,2	3,4	14,0
4,2	0,2	0,11	0,0	34,0	4,6	30,0
34,3	26,4	2,60	119,0	1,8	0,0	99,0
5,0	5,3	0,19	19,5	6,0	0,0	0,0
4,5	1,8	1,07	0,0	13,8	3,0	60,0
11,1	0,7	0,47	0,0	22,2	12,3	64,5

Übersichtstabelle zu den Nährstoffen

Lebensmittel	Portion (g)	kcal	kJ	BE
Kiwi, 1 Stück	200	115	480	1,80
Knollensellerie	150	35	146	0,28
Kochkäse, 20 % F.i.Tr.	30	33	138	0,09
Kohlrabi	200	52	218	0,62
Kopfsalat	50	6,5	28	0,04
Krabben	100	106	441	0,06
Kürbis	150	25	105	0,57
Kürbiskerne	20	123	513	1,38
Lachs, frisch	150	332	1386	0,00
Lachs, geräuchert	50	158	659	0,00
Lammfleisch	150	235	981	0,22
Leinsamen	20	101	420	0,00
Limburger, 20 % F.i.Tr.	30	63	263	0,00
Linsen, reif, getrocknet	60	197	823	2,46
Maiskeimöl, 1 EL	10	93	389	0,00
Makrele, frisch	150	193	807	0,00
Makrele, geräuchert	50	147	613	0,00
Mandarinen	200	92	388	1,68
Mandeln	25	154	645	0,08
Mangos	125	89	372	1,34
Mangold	150	36	152	0,36
Matjeshering, Konserve	50	202	845	0,00
Miesmuscheln	100	84	350	0,31
Milch (1,5%), 1 Glas	200	99	412	0,00
Milch (3,5%), 1 Glas	200	133	556	0,00
Molkenkäse, 20 % F.i.Tr.	30	84	351	1,50
Müsliriegel	50	207	206	1,83
Orangensaft	200	73	306	1,40
Orange/Apfelsine, 1 Stück	150	73	306	1,44
Palmöl, 1 EL	10	90	395	0,00
Papaya, 1 Stück	125	41	172	0,42
Paprikaschote, grün	200	42	176	0,48
Paranüsse	25	175	720	0,07

E (g)	F (g)	MuF (g)	C (mg)	K (g)	B (g)	P (mg)
2,0	1,2	0,48	0,0	20,0	5,0	38,0
2,7	0,5	0,24	0,0	4,7	6,4	45,0
4,8	0,3	0,00	0,6	1,4	0,0	0,0
4,0	0,2	0,12	0,0	8,2	2,8	60,0
0,6	0,1	0,07	0,0	0,8	0,8	5,0
18,5	1,5	0,61	160,0	1,5	0,0	65,0
1,7	0,1	0,10	0,0	4,1	1,2	6,0
5,8	9,4	4,33	0,0	2,2	1,2	26,0
30,0	20,4	4,99	48,0	0,0	0,0	210,0
14,3	9,7	2,37	22,8	0,0	0,0	100,0
30,4	10,0	0,45	105,0	0,0	0,0	195,0
4,9	6,2	3,71	0,0	5,0	2,0	20,0
7,8	2,7	0,10	6,3	0,6	0,0	7,2
14,1	0,8	0,39	0,0	30,0	7,2	111,0
0,0	10,0	4,92	0,0	0,0	0,0	0,0
33,0	4,6	1,20	121,4	0,0	0,0	112,5
13,8	8,7	2,16	54,7	0,0	0,0	131,0
1,4	0,6	0,26	0,0	18,0	4,0	40,0
4,5	13,5	2,56	0,0	2,0	3,5	2,4
0,8	0,4	0,07	0,0	19,1	1,9	18,7
3,3	0,5	0,26	0,0	4,0	2,7	90,0
6,1	18,2	3,20	49,5	0,0	0,0	44,5
12,0	1,4	0,43	110,0	3,5	0,0	370,0
6,8	3,2	0,11	10,4	9,4	0,0	0,0
6,6	7,0	0,23	23,4	9,5	0,0	0,0
3,4	1,5	0,10	36,4	13,7	0,0	0,0
3,9	9,6	1,17	0,0	24,2	2,7	40,0
1,1	0,2	0,08	0,0	15,8	2,3	22,0
1,5	0,3	0,11	0,0	14,3	3,0	30,0
0,0	9,9	1,10	0,1	0,0	0,0	0,0
0,7	0,1	0,03	0,0	8,8	3,8	18,7
2,4	0,6	0,35	0,0	6,2	4,0	20,0
3,3	16,5	6,15	0,0	1,0	2,3	1,5

Übersichtstabelle zu den Nährstoffen

Lebensmittel	Portion (g)	kcal	kJ	BE
Parmesan, 45 % F.i.Tr.	30	118	493	0,00
Pfifferlinge	200	36	152	0,00
Pflanzenmargarine, 1 EL	15	114	475	0,00
Pinienkerne	25	160	689	0,12
Pistazie	25	156	654	0,19
Portulak	150	25	105	0,54
Putenfleisch	150	179	747	0,00
Quark, 40 % F.i.Tr.	150	248	1038	0,40
Regenbogenforelle, frisch	150	169	711	0,00
Reis, ungekocht	60	220	920	3,88
Reiskleie, 1 EL	20	79	330	*
Rinderleber	125	169	708	0,55
Rindfleisch, mager	150	231	965	0,00
Roquefort	30	109	456	0,00
Rosenkohl	200	76	318	0,54
Rotbarsch, frisch	150	175	737	0,00
Rote Bete	200	74	308	1,34
Rotkohl	200	47	196	0,60
Sanddornbeerensaft, 1 Glas	200	105	104	1,04
Sardelle/Anchovis, frisch	50	57	230	0,00
Sardine, frisch	150	255	1066	0,00
Sardine, geräuchert	50	119	497	0,00
Sardine, Konserve in Öl	50	150	625	0,00
Sauerkraut, Konserve	200	26	106	0,10
Schellfisch, frisch	150	141	589	0,00
Schinken, gekocht	30	65	270	0,00
Schinkenwurst	30	94	394	0,01
Scholle, frisch	150	153	640	0,00
Schwarzer Tee, (1 Beutel)	2,75	0	0	0,00
Schwarzwurzeln	200	129	540	0,26
Schweinefleisch, mager	150	234	978	0,00
Schweineleber	125	199	831	0,22
Seehecht, frisch	150	143	598	0,00

★ Hier liegen keine Wertangaben vor

E (g)	F (g)	MuF (g)	C (mg)	K (g)	B (g)	P (mg)
11,1	6,6	0,20	15,3	0,9	0,0	1,2
3,0	1,0	0,58	0,0	3,2	2,8	50,0
0,1	12,1	2,62	4,5	0,1	0,0	0,0
6,3	12,7	5,10	0,0	3,4	0,2	11,5
5,0	13,0	1,92	0,0	3,1	1,5	2,47
2,3	0,5	0,30	0,0	2,7	3,0	18,0
36,2	1,5	0,45	90	0,0	0,0	180,0
16,5	16,5	0,61	55,5	4,7	0,0	0,0
30,8	5,0	1,60	84,0	0,0	0,0	*
4,2	0,4	0,15	0,0	46,8	0,9	90,0
2,5	2,9	0,94	0,0	9,7	2,4	40,0
25,0	4,8	1,16	337,5	2,8	0,0	287,5
33,0	8,4	0,33	90,0	0,0	0,0	205,5
6,3	9,3	0,4	27,0	0,3	0,0	0,0
9,0	0,8	0,48	0,0	7,6	8,8	140,0
27,2	5,4	2,18	105	0,0	0,0	187,5
3,2	0,2	0,11	0,0	14,0	7,0	40,0
3,4	0,4	0,24	0,0	7,0	5,0	80,0
1,3	6,7	4,37	0,0	8,2	2,8	14,0
10,0	1,2	0,30	30,0	0,0	0,0	40,0
35,3	4,3	1,50	128,5	0,0	0,0	175,5
14,8	5,4	1,77	11,5	0,0	0,0	214,0
7,4	12,1	4,30	5,7	0,0	0,0	106,5
1,9	0,4	0,21	0,0	2,2	2,7	24,0
30,5	0,4	0,20	89,6	0,0	0,0	112,5
6,3	3,9	0,38	25,5	0,0	0,0	33,0
6,3	7,0	0,68	23,0	0,0	0,0	42,6
30,9	1,4	0,40	89,1	0,0	0,0	106,5
0,0	0,0	0,00	0,0	0,0	0,0	0,0
2,8	0,8	0,45	0,0	26,0	10,0	140,0
30,3	10,0	0,97	97,2	0,0	0,0	216,0
26,3	7,5	2,30	425	2,3	0,0	375,0
30,5	0,6	0,20	89,6	0,0	0,0	75,0

Übersichtstabelle zu den Nährstoffen

Lebensmittel	Portion (g)	kcal	kJ	BE
Seezunge, frisch	150	146	610	0,00
Sellerie	200	30	125	0,32
Shiitakepilze	200	120	502	0,02
Sojabohnen, Konserve	75	75	312	0,51
Sojabohnen, getrocknet	60	224	937	1,41
Sonnenblumenkerne	20	118	496	0,20
Sonnenblumenöl, 1 EL	10	93	388	0,00
Spargel	200	37	156	0,34
Spinat	150	22	92	0,07
Sprotte, frisch	150	321	1350	0,00
Sprotte, geräuchert	50	113	470	0,00
Steinbutt, frisch	150	148	612	0,00
Steinpilze	200	47	198	0,02
Teewurst	30	129	538	0,01
Thunfisch, frisch	150	183	765	0,00
Thunfisch, Konserve in Öl	50	138	577	0,00
Tilsister, 45 % F.i.Tr.	30	107	473	0,00
Tintenfisch	150	135	564	0,25
Tomaten	200	37	156	0,44
Vollkornbrot, 1 Scheibe	50	108	455	1,56
Vollkornbrötchen	50	114	478	1,82
Vollkorneiernudeln, roh	60	206	858	3,40
Vollkornreis, ungekocht	60	213	893	0,59
Walnüsse	25	175	732	0,22
Walnussöl, 1 EL	10	90	391	0,00
Wassermelone	200	50	210	1,40
Weißkohl	200	48	202	0,70
Weizenkeime	20	74	309	0,37
Weizenkeimöl, 1 EL	10	93	387	0,00
Weizenkleie	20	41	170	1,00
Wiener Würstchen, 1 Stück	100	273	1141	0,02
Wirsing	200	65	270	0,40
Zwiebeln	150	47	200	0,62

∗ Hier liegen keine Wertangaben vor

E (g)	F (g)	MuF (g)	C (mg)	K (g)	B (g)	P (mg)
30,5	0,9	0,30	89,4	0,0	0,0	78,0
2,2	0,4	0,20	0,0	3,6	3,6	58,0
3,1	0,4	0,30	0,0	24,6	3,9	42,0
5,9	3,0	1,5	0,0	5,0	1,0	22,5
23,4	11,2	6,4	0,0	3,7	13,6	62,4
5,0	9,6	5,3	0,0	1,7	1,3	32,0
0,0	10,0	5,46	0,0	0,0	0,0	0,0
4,4	0,4	0,2	0,0	4,0	3,0	60,0
4,5	0,5	0,3	0,0	0,8	2,8	37,5
22,5	5,3	4,7	160,0	0,0	0,0	*
8,7	8,6	1,65	60,0	0,0	0,0	402,0
25,0	3,2	1,0	90,0	0,0	0,0	180,0
3,8	1,0	0,58	0,0	5,0	5,0	100,0
5,7	11,0	1,06	25,8	0,07	0,02	38,1
37,7	10,8	2,5	119,5	0,0	0,0	93,0
8,4	10,5	2,4	26,6	0,0	0,0	23,5
7,2	8,1	0,3	17,7	0,6	0,0	3,0
28,7	0,6	0,2	89,6	0,0	0,0	69,0
2,0	0,4	0,2	0,0	5,6	3,8	20,0
3,8	0,6	0,33	0,0	20,2	4,3	44,5
4,2	0,8	0,4	0,0	20,8	2,9	57,5
7,6	2,2	0,84	41,0	36,0	5,3	13,8
4,5	1,2	0,42	0,0	43,2	2,4	120,0
4,9	13,0	8,9	0,0	3,5	1,6	3,3
0,0	10,0	6,06	0,0	0,0	0,0	0,0
1,0	0,4	0,14	0,0	10,0	2,4	68,0
3,0	0,4	0,2	0,0	7,6	5,0	40,0
5,3	1,8	0,9	0,0	7,8	2,2	60,0
0,0	10,0	5,45	0,0	0,0	0,0	0,0
3,0	1,0	0,54	0,0	4,2	8,6	40,0
12,3	23,4	2,2	54,7	0,0	0,0	32,0
6,0	0,8	0,48	0,0	8,0	6,2	80,0
2,0	0,3	0,14	0,0	9,0	4,5	37,5

Über den Autor

Armin Roßmeier kocht bei ZDF und SAT 1 für die Fernsehzuschauer. Seine Ausbildung zum Küchenmeister und diätetisch geschulten Koch ermöglicht es ihm, dem Leser fundierte Information zu allen Ernährungsfragen an die Hand zu geben.

Anmerkung der Redaktion

Sie haben es sicher gemerkt, dass wir diesem Buch die neuen amtlichen Rechtschreibregeln zu Grunde/zugrunde gelegt haben.

Hinweis

Das vorliegende Buch ist sorgfältig erarbeitet worden. Dennoch erfolgen alle Angaben ohne Gewähr. Weder Autor noch Verlag können für eventuelle Nachteile oder Schäden, die aus den im Buch gemachten praktischen Hinweisen resultieren, eine Haftung übernehmen.

Literatur

Biesalski (Hrsg.) u.a.: Ernährungsmedizin. Thieme Verlag. Suttgart 1995

Elmadfa, Prof. Dr. I./Fritzsche, Dipl. oec. troph. D./Cremer, Prof. Dr. H.-D.: Die große GU Vitamin und Mineralstoff Tabelle. Gräfe und Unzer. 4. Auflage, München 1996

Heseker, Helmut/Heseker, Beate: Nährstoffe in Lebensmitteln. Umschau Verlag. Frankfurt 1993

Klaeger, Cornelia: Gesund und fit durch Vitamine. Südwest Verlag. 3. Auflage, München 1996

Köster-Lösche, Dr. Kari: Das Immunsystem natürlich stärken. Südwest Verlag. 5. Auflage, München 1996

Rauch-Petz, Dr. med. Gisela: Heilende Stoffe aus dem Gemüsekorb. Südwest Verlag. 2. Auflage, München 1996

Bildnachweis

Image Bank, München: 2 (Max Schneider); Tony Stone, München: 4 (Andy Whale), 6 (Anthony Blake)

Impressum

© 1997 Südwest Verlag GmbH & Co. KG, München

2. Auflage 1997

Alle Rechte vorbehalten Nachdruck – auch auszugsweise – nur mit Genehmigung des Verlages.

Redaktion:
Cornelia Klaeger, Susanne Garte

Ökotrophologische Fachberatung:
Dipl. oec. troph. Heidrun Fronek

Projektleitung: Susanne Garte

Redaktionsleitung und medizinische Fachberatung:
Dr. med. Christiane Lentz

Bildredaktion: Sabine Kestler

Produktion: Manfred Metzger

Umschlag: Till Eiden

Layout/DTP: Klaus Lutsch

Druck und Bindung: Druckerei Uhl, Radolfzell

Gedruckt auf chlor- und säurefreiem Papier

ISBN 3-517-01742-6